U0189314

Pediatric Emergency Ultrasound
A Concise Guide

儿科急诊超声

简 明 手 册

原著 [美] Marsha A. Elkhunovich

[美] Tarina L. Kang

主译 许云峰　胡慧勇

中国科学技术出版社

·北 京·

图书在版编目（CIP）数据

儿科急诊超声简明手册 / (美) 玛莎·A. 埃尔胡诺维奇 (Marsha A. Elkhunovich)，(美) 塔里纳·L. 康 (Tarina L. Kang) 原著；许云峰，胡慧勇主译 . — 北京：中国科学技术出版社，2022.9

书名原文：Pediatric Emergency Ultrasound: A Concise Guide

ISBN 978–7–5046–9674–8

Ⅰ . ①儿… Ⅱ . ①玛… ②塔… ③许… ④胡… Ⅲ . ①小儿疾病—超声波诊断—手册 Ⅳ . ① R720.4–62

中国版本图书馆 CIP 数据核字 (2022) 第 112397 号

著作权合同登记号：01–2022–3664

策划编辑	孙　超　焦健姿
责任编辑	孙　超
文字编辑	郭仕薪
装帧设计	佳木水轩
责任印制	徐　飞

出　　版	中国科学技术出版社
发　　行	中国科学技术出版社有限公司发行部
地　　址	北京市海淀区中关村南大街 16 号
邮　　编	100081
发行电话	010–62173865
传　　真	010–62179148
网　　址	http://www.cspbooks.com.cn

开　　本	880mm × 1230mm　1/32
字　　数	98 千字
印　　张	6.75
版　　次	2022 年 9 月第 1 版
印　　次	2022 年 9 月第 1 次印刷
印　　刷	运河（唐山）印务有限公司
书　　号	ISBN 978–7–5046–9674–8/R · 2915
定　　价	158.00 元

版权声明

译者名单

主　译　许云峰　胡慧勇

副主译　张号绒　王海荣　蒋海燕

译　者　（以姓氏笔画为序）

王海荣　刘洪媛　许云峰

李传旭　张号绒　陈　功

陈锦霞　胡慧勇　侯艳青

姚仲芳　耿天笑　蒋海燕

潘华荣

内容提要

本书引进自 CRC 出版社，原著由美国洛杉矶儿童医院 Marsha A. Elkhunovich 教授与南加利福尼亚大学医学院 Tarina L. Kang 教授共同主编，是一部专注于儿科急诊超声检查的简明手册。书中所述涵盖了儿科各系统疾病急诊超声相关知识要点，涉及循环、呼吸、消化、肌骨、泌尿生殖、神经等系统，并对肌骨超声、血管超声、介入超声等方面的内容进行了重点介绍。本书简洁实用且图文并茂，可作为超声医学、儿科学及急诊医学医务工作者、医学生的日常工具书。

主译简介

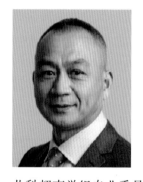

许云峰　上海市儿童医院、上海交通大学医学院附属儿童医院超声科主任，主任医师，教授。中国超声工程学会第一届儿科专业委员会副主任委员，中华医学会儿科分会第十八届超声医学专业委员会委员，中国医师协会超声医师分会第二届儿科超声学组专业委员会委员，中国超声工程学会第六届颅脑及颈部血管专业委员会委员，中国医药教育协会超声专业委员会第一届儿童超声学委员，中国抗癌协会第四届肿瘤影像专业委员会儿科肿瘤影像学委员，上海市超声工程学会第六届理事，上海市中西医结合学会超声专委会常务委员，上海市社会医疗机构协会超声医学分会常务委员，上海医师协会超声专业委员会第一届委员，上海市医学会超声医学分会第十届委员会儿科学组副组长，《中华卫生应急电子杂志》《中国医学影像技术》期刊编委，《中华临床医师杂志（电子版）》《国际医学影像学》《浙江大学学报（医学版）》等多种专业期刊审稿专家。主持国家级及省部级科研课题4项，获省部级科技成果三等奖1项、市级科技创新奖一等奖2项、三等奖2项，参与中国医师协会《中国儿科超声检查指南》的编写工作，主编/主译学术专著5部，以第一/通讯作者身份在国家级核心期刊发表学术论文30余篇。

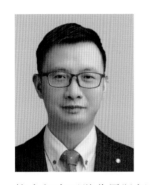

胡慧勇 上海市儿童医院、上海交通大学医学院附属儿童医院超声科副主任医师。上海市医学会超声医学分会第十一届委员会儿科学组委员，上海市社会医疗机构协会超声医学分会儿科超声专业委员会委员兼副秘书长，上海市社会医疗机构协会超声医学分胃肠超声专业委员会委员，上海市中西医结合学会超声医学专业委员会妇儿学组委员。从事小儿超声诊断工作14年，具有丰富的临床经验、教学及科研经验，熟练掌握儿童各系统超声检查技术，擅长儿童泌尿系统先天性畸形、肾小管疾病、小儿尿道上裂、先天性肛门直肠畸形、新生儿盆底疾病的超声诊断与评估、儿童性腺肿瘤等疾病的诊断与鉴别。主持并参与科研课题及教学项目5项。参编中文专著2部，主译英文专著2部，参译英文专著2部，以第一作者身份发表核心期刊论文6篇，并发表科普文章多篇。

译者前言

急诊超声有别于传统的超声检查，是由急诊医师和急诊超声医师共同主导的超声检查技术，被誉为"急诊医师的可视听诊器"。急诊超声检查有助于急诊医师评估危重症患者的病情，并对危及生命的急诊疾病进行快速准确的超声诊断，以及在超声引导下介入治疗等及时有效的处置等。

急诊超声于 20 世纪 80 年代在我国医院急诊科得到广泛应用，但最初的应用范围比较局限。随着超声诊断仪器不断推陈出新，床旁便携式超声诊断仪的出现、超声探头种类和功能的增多，以及超声检查本身所具有的无创、无辐射、价廉等优势，在儿科临床诊疗中发挥了越来越重要的作用，特别是急诊超声，目前已成为急诊医生"必不可少"的日常诊断工具。

《儿科急诊超声简明手册》全书共 10 章，从不同疾病的超声检查适应证、探头选择、扫描技术及注意事项等多方面进行了系统讲解，涉及急诊患儿全身各个系统疾病，还着重对肌骨超声、血管超声、介入超声方面进行了翔实阐述。本书有助于提高儿科急诊医师和急诊超声医师对疾病的诊断及评估，进而提高儿科急诊超声的安全性和准确性，可作为相关医务工作者日常参考和学习的借鉴工具。

本书的翻译人员均为上海市儿童医院、上海交通大学附属儿童医院超声科医师，大家在紧张的临床科研工作之余圆满完成了此次翻译工作。在本书翻译过程中，得到了上海市儿童医院领导的大力支持。尽管我们力求忠于原著，表述言简意赅且通俗易懂，以期将原著者想要表达的信息准确传达给广大读者，但由于中外术语差异及语言表达习惯有所差别，中文翻译版中可能存在疏漏或欠妥之处，恳请各位同行指正。

上海市儿童医院　　　　许云峰　胡慧勇
上海交通大学附属儿童医院

原著前言

急诊医学超声（point-of-care ultrasound, POCUS）被用于改善患者的治疗已有 35 年的时间。POCUS 的应用始于 20 世纪 80 年代，其作为确定创伤患者腹腔积血的床旁模式，对临床医生评估患者的方式产生了深远的影响。1990 年，美国急诊医师学会（American College of Emergency Physicians, ACEP）发布了首个 POCUS 指南。2001 年，美国研究生医学教育认证委员会（Accreditation Council for Graduate Medical Education, ACGME）强制要求对在美国执业的急诊医学住院医师进行超声培训。因其床旁模式可靠且安全，POCUS 在各种急诊临床症状的运用中被认为是标准治疗流程。

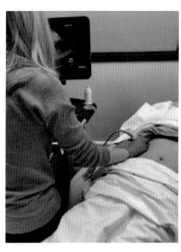

鉴于超声技术的安全性，以及减少儿童辐射暴露的诉求和儿科患者评估的固有困难，POCUS 的应用在儿科急诊医学中迅速扎根。2011 年的一项调查显示，在美国有 95% 的儿科急诊基金项目内容涉及急诊超声，且其中 88% 为参与者提供了一定程度的培训（Marin JR, et al. J

Ultrasound Med. 2012; 31:1357–1363.）。2015 年，美国儿科学会（American Academy of Pediatrics，AAP）发布了首个专门针对儿科的超声指南，目前超声培训已被纳入多个儿科专科培训项目。

　　本书能够在紧急和常规状况下，作为儿科医生的学习工具和快速参考。我们希望本书能帮助儿科医生加强对患儿的评估，给予更有效的诊断和治疗，并提高诊疗的安全性和舒适性。

Marsha A. Elkhunovich，MD

Tarina L. Kang，MD

目　录

第1章　超声探头

Ultrasound Probes

以下图片为几种常用的超声探头。

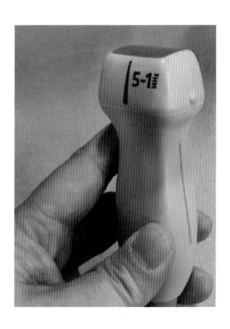

◀ 图 1–1　5–1 MHz 低频相控阵传感器

可应用于肾脏超声、创伤重点超声评估法、聚焦超声心动图、聚焦胆道超声

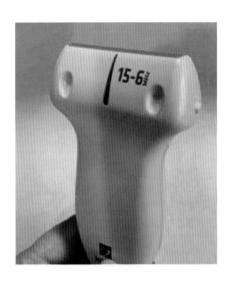

◀ 图 1–2　15–6 MHz 高频线阵探头

可应用于超声引导下腰椎穿刺、超声引导下外周血管穿刺、超声引导下骨髓穿刺、髋关节积液 / 肌骨超声、软组织感染超声、阑尾炎超声、肠套叠超声、幽门超声、眼球超声、肺胸膜超声

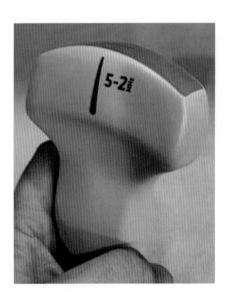

◀ 图 1–3　5–2 MHz 凸阵探头

可应用于阑尾炎超声（BMI 较大）、肺超声（较大年龄儿童）、肾超声、FAST、胆道超声、髋关节积液 / 肌骨超声、妇科 / 产科超声

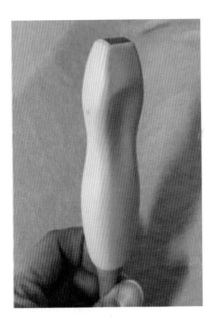

◀ 图 1-4　P10X 4-8 MHz 探头

可应用于新生儿头颅超声、腹部超声、聚焦超声心动图

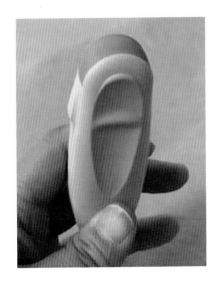

◀ 图 1-5　CX11 8-5 MHz 探头

可应用于腹部超声、神经和肌骨超声、超声引导下血管穿刺、聚焦超声心动图

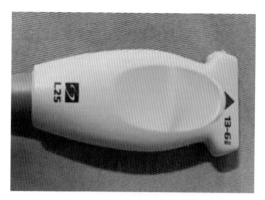

▲ 图 1-6　L25X 13-6 MHz 线阵探头

可应用于超声引导下腰椎穿刺、超声引导下外周血管穿刺、骨髓穿刺、髋关节积液 / 肌骨超声、软组织感染超声检查、阑尾超声、肠套叠超声、幽门超声、眼球超声、肺胸膜超声

【注意事项】

- 对于腹部体型较大、年龄较大的患者，低频探头优于高频探头。

第2章 循环系统
Circulatory System

一、心脏

【适应证】

- 在复苏期间识别心脏骤停。
- 快速评估出现血流动力学不稳定或休克患者的整体收缩功能。
- 评估钝性或穿透性创伤时心脏压塞的证据。
- 通过评价下腔静脉来评估患者的容量状态。
- 通过一系列检查评估患者对复苏的反应。

【探头选择】

- 5–1 MHz 低频相控阵探头。

【扫描技术：屏幕标记位于左侧】

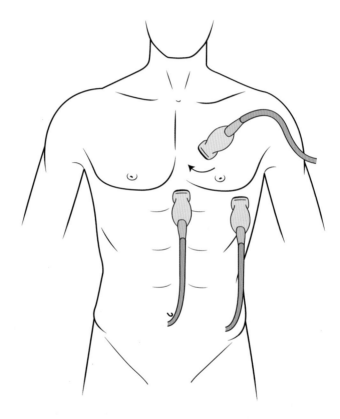

▲ 图 2-1　心脏重点超声评估法（focused cardiac ultrasound, FoCUS）的探头放置

1. 胸骨旁长轴切面

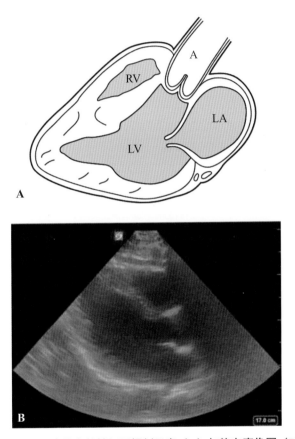

▲ 图 2-2 胸骨旁长轴切面解剖示意（A）与静态声像图（B）

A. 动脉；RV. 右心室；LV. 左心室；LA. 左心房

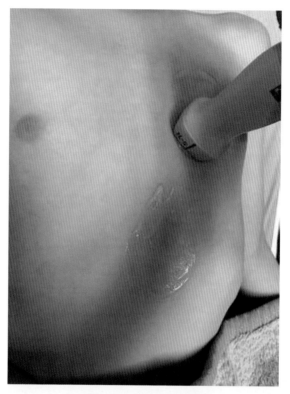

▲ 图 2-3　胸骨旁长轴切面

探头标记朝向患者的左髋

- 探头置于胸骨旁左侧乳头水平。
- 探头标记应朝向患者的左肘 / 左髋（译者注：原著有误，已修改）。

2. 胸骨旁短轴切面

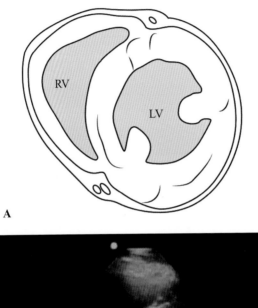

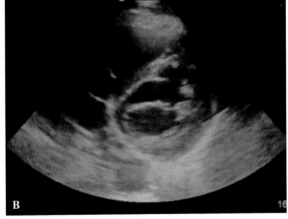

▲ 图 2-4 胸骨旁短轴切面解剖示意（**A**）与静态声像图（**B**）

RV. 右心室；LV. 左心室

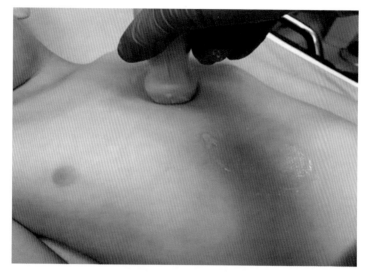

▲ 图 2-5　胸骨旁短轴切面

探头标记朝向患者的右髋

- 探头置于胸骨旁左侧乳头水平。
- 探头标记应朝向患者的右肘／右髋（胸骨旁长轴切面顺时针方向旋转 90°）（译者注：原著有误，已修改）。

3. 剑突下切面

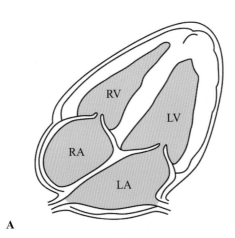

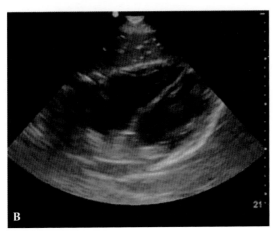

▲ 图 2-6　剑突下切面解剖示意（A）和静态声像图（B）

RV. 右心室；LV. 左心室；LA. 左心房；RA. 右心房

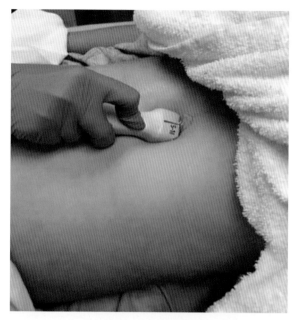

▲ 图 2-7　剑突下切面

探头从患者的右侧向左侧扇形扫查，利用肝脏为透声窗以显示心脏

- 探头置于剑突下方，朝上向胸腔扇形扫查。
- 以肝脏为透声窗，探头标记朝向患者右侧。
- 心尖四腔心切面。
- 将探头放置在搏动最明显处（心尖），通常位于左乳头下方。
- 朝右肩方向对胸腔扇形扫查（探头标记朝向患者右侧）。

4. 心尖四腔心切面

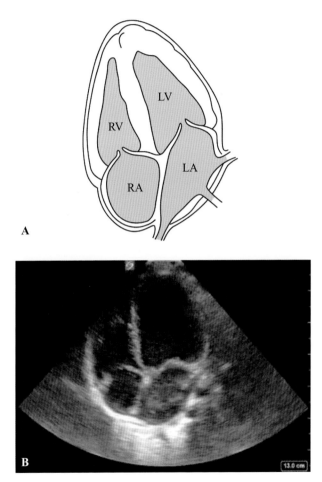

▲ 图 2-8　心尖四腔心切面解剖示意（A）和静态声像图（B）

RV. 右心室；LV. 左心室；LA. 左心房；RA. 右心房

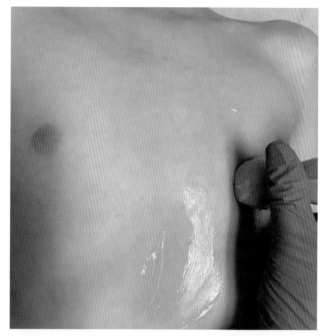

▲ 图 2-9　心尖四腔心切面

探头标记指向患者右侧，通常位于左乳头下方稍外侧，探头朝向
患者头部

- 将探头放置在搏动最明显处（心尖），通常位于左乳头
  下方。
- 朝右肩方向对胸腔扇形扫查（探头标记朝向患者右侧）。

【注意事项】

- 为改善剑突下切面显示，嘱患者深呼吸以使心脏更靠
  近探头表面。

- 患者左侧卧位，以改善胸骨旁长轴切面和心尖四腔心切面显示。
- 通过观察胸骨旁长轴切面中的降主动脉来鉴别心包积液和胸腔积液。胸腔积液位于主动脉后方，心包积液则位于主动脉前方。
- 脂肪垫常被误认为心包积液。恶病质患者通常看不到脂肪垫。此外，脂肪垫通常只能在前面可见。

1. 胸骨旁长轴切面

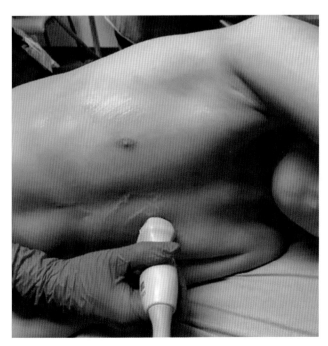

▲ 图 2-10　左侧卧位胸骨旁长轴切面
这样可使心脏更靠近探头

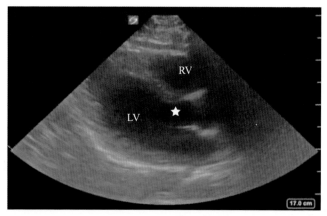

▲ 图 2-11　胸骨旁长轴切面

屏幕底部为后心包膜，该切面显示整个左心室（LV）、右心室（RV）、主动脉瓣和左室流出道（星号）

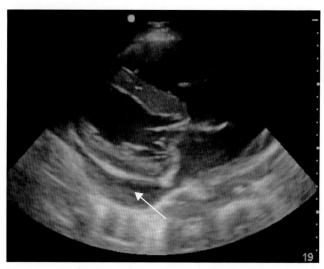

▲ 图 2-12　心脏胸骨旁长轴切面

显示大量心包积液（箭）

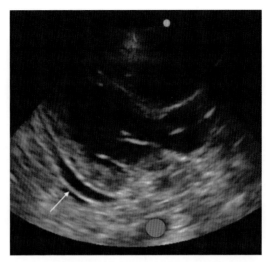

▲ 图 2-13　心脏胸骨旁长轴切面，提示少量心包积液（箭）

注意积液位于降主动脉前方（红点），提示为心包积液（而非胸腔积液）

2. 胸骨旁短轴切面

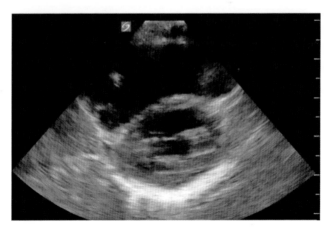

▲ 图 2-14　胸骨旁短轴切面显示二尖瓣

3. 剑突下切面

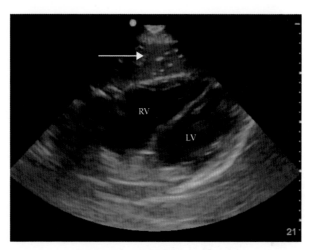

▲ 图 2-15　正常心脏剑突下切面

显示右心室（RV）和左心室（LV）。心包为心脏周围的高回声缘，肝脏为心脏前方的低回声结构（箭）

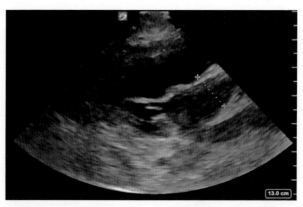

▲ 图 2-16　剑突下切面

显示右心室位于近场，左心室位于远场。注意右心室相对于左心室出现扩张

4. 心尖四腔心切面

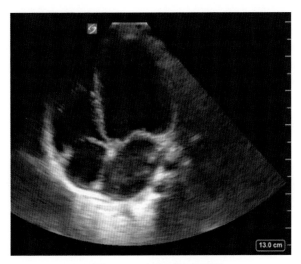

▲ 图 2-17　心尖四腔心切面

心脏的四个腔室及三尖瓣、二尖瓣均可显示

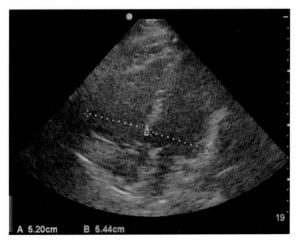

▲ 图 2-18　心尖四腔心切面显示右心室扩张

二、下腔静脉

【适应证】

- 评估患者血容量状态。
- 通过一系列检查评估患者对复苏的反应。

【探头选择】

- 5–1 MHz 低频相控阵探头。

【扫描技术】

1. 剑突下切面（短轴）

- 探头置于剑突下区域，探头标记朝向患者右侧。
- 确认下腔静脉（inferior vena cava，IVC）位于患者脊柱前方偏右侧，主动脉位于左侧。
- 评估患者呼吸时的 IVC 塌陷率（呼吸周期中 IVC 内径变化率＜50%，而 IVC 内径变化率＞50% 时，提示需要复苏）。
- 距右房入口远端约 2cm 处测量内径变化。

2. 剑突下切面（长轴）

- 探头置于剑突下区域，探头标记朝向患者头部。
- 向右扇扫，寻找汇入右心的 IVC。
- 评估患者呼吸时的 IVC 塌陷率。

【注意事项】

- 主动脉与 IVC 平行，易被误认为 IVC，可采用彩色多普勒鉴别。
- IVC 测量结果的解释应结合心脏超声检查（+/− 肺超声检查）及其他临床因素，如气道正压通气的应用。
- 一次性静态测量 IVC 可能不准确，在患者治疗过程中多次动态测量可能更准确。

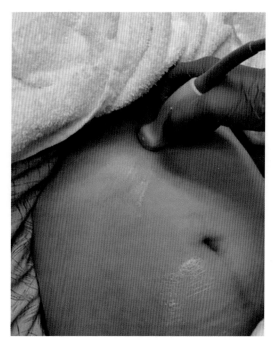

▲ 图 2–19　探头横向置于剑突下间隙

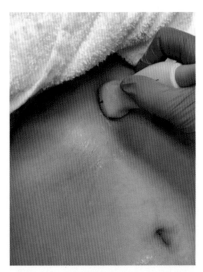

▲ 图 2-20 探头纵向置于剑突下间隙

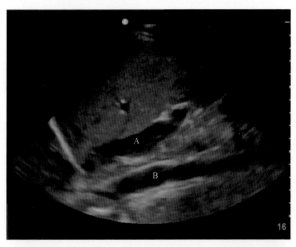

▲ 图 2-21 IVC（A）和腹主动脉（B）纵切面声像图

下腔静脉位于近侧，毗邻肝脏，壁光滑、呈低回声。腹主动脉位于肝脏远端，壁厚，呈高回声

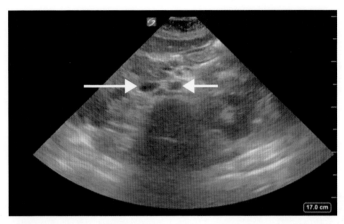

▲ 图 2-22 IVC（解剖学右侧，长箭）和腹主动脉（解剖学左侧，短箭）横切面，后方为脊柱伴声影

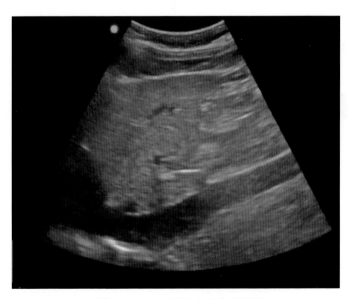

▲ 图 2-23 IVC 汇入右心房（左下）
应在右心房与 IVC 交界处远端约 2cm 处测量 IVC

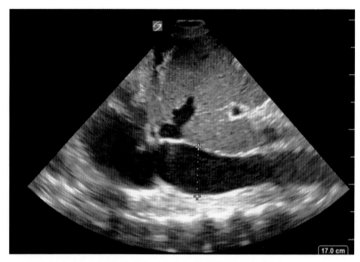

▲ 图 2-24　纵切面测量扩张的 IVC

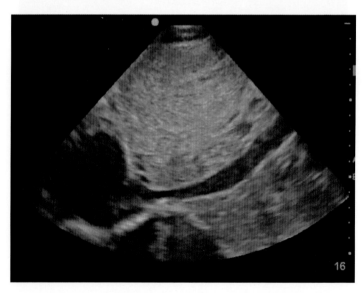

▲ 图 2-25　纵切面显示 IVC 塌陷，静脉壁几乎贴在一起

第3章　呼吸系统：肺
Respiratory System: Pulmonary

【适应证】

- 评估肺和胸膜是否存在可疑气胸、血胸、胸腔积液、充血性心力衰竭和肺炎。

【探头选择】

- 气胸采用 13–6 MHz 高频线阵探头。
- 其他适应证采用 5–2 MHz 低频凸阵探头。

【扫描技术】

- 探头置于前胸壁锁骨中线的长轴上，从上到下扫查每个肋间隙。
- 寻找双侧前胸壁各肋间隙内肺滑动的证据。
- 在腋中线和肩胛下的后胸壁使用相同的技术，采用低频探头整体评估是否存在 A 线、B 线、实变和胸膜滑动。

- 切记采用相控阵或凸阵探头，探头标记朝向患者头部，在右上象限的腋中线和左上象限的腋后线［类似于创伤重点超声评估法（focused assessment sonography in trauma，FAST）］，扫查双侧横膈以确定有无血胸或胸腔积液。

【注意事项】

- 胸腔积液
  - 无回声或低回声积液将肺从横膈上方分离。
  - 积液内部有回声提示血胸或渗出。
- A 线
  - 在正常肺中发现重复的水平伪像。
- B 线
  - 垂直于胸膜的高回声线。
  - 可能提示存在血管外积液或胸膜病变。
- 实变
  - 肺部楔形实性区，呈均匀低回声。
- 胸膜滑动
  - 随着呼吸循环，脏胸膜与壁胸膜间的相对运动。

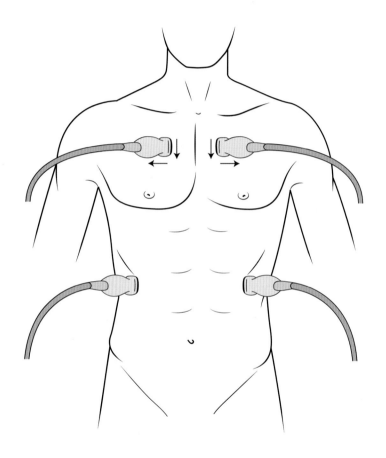

▲ 图 3-1　探头位置

双侧前胸壁锁骨中线，胸壁两侧腋中线，双侧后胸壁锁骨中线

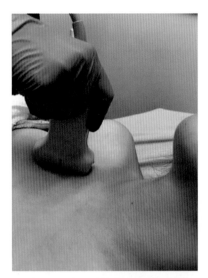

▲ 图 3-2　探头置于右锁骨中线前方

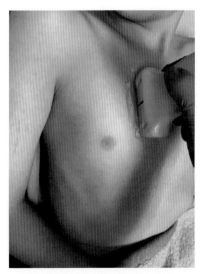

▲ 图 3-3　探头矢状位置于右侧锁骨中线前方

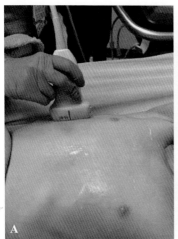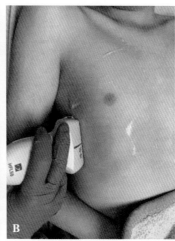

▲ 图 3-4　**A.** 探头置于腋中线矢状位；**B.** 探头置于腋中线矢状位

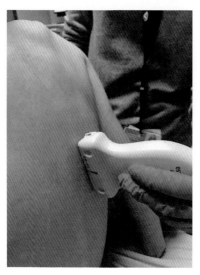

▲ 图 3-5　探头置于肩胛骨下方矢状位

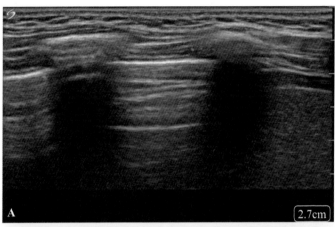

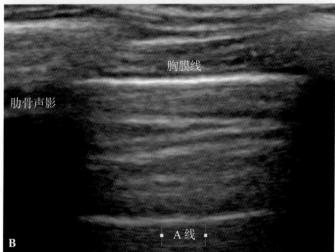

▲ 图 3-6 **A.** 探头矢状切面，正常肺，显示肋骨声影之间的胸膜线及下方的 **A** 线；**B.** 矢状切面正常充气肺的放大图像，显示肋骨声影、胸膜线和 **A** 线

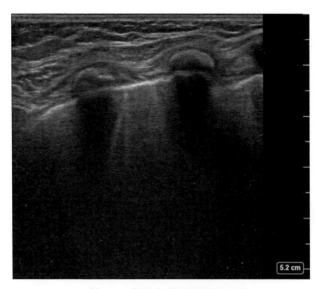

▲ 图 3-7 探头矢状切面显示 B 线

源自胸膜的垂直高回声线

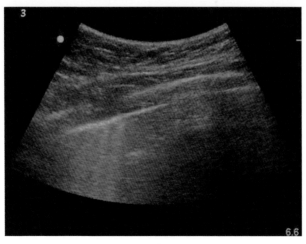

▲ 图 3-8 源自胸膜的多条 B 线

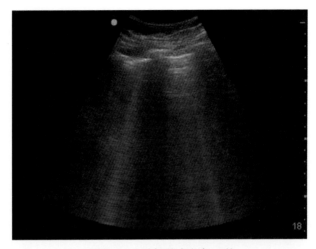

▲ 图 3-9 肋间隙内多条 B 线

结合临床表现，肋间隙内超过 3 条 B 线提示血管外积液

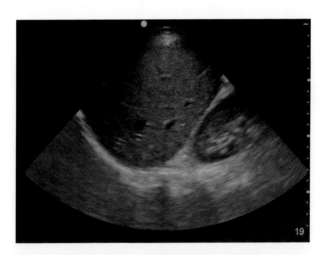

▲ 图 3-10 右上象限（RUQ）切面

胸椎（屏幕下方的扇形高回声线）与横膈（位于肝脏上方的条形高回声）相交。肺正常充气，脊椎未穿过横膈

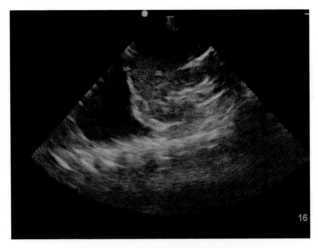

▲ 图 3-11 RUQ 切面显示"脊柱征"

由于胸腔积液的存在，脊柱延续穿过横膈

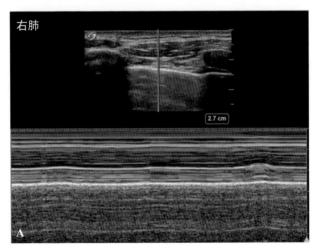

▲ 图 3-12 A. 正常肺，M 型超声显示胸膜滑动

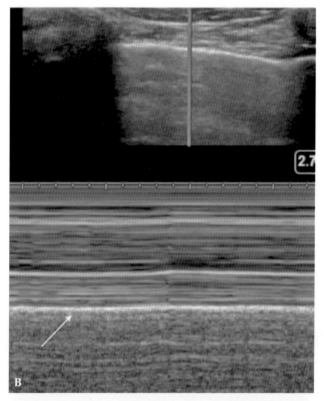

▲ 图 3-12（续） **B. A 图中胸膜（箭）部分的静态放大图像**
将 M 型超声光标置于胸膜，屏幕上应显示胸膜无运动，胸膜下方有运动，两者以高回声线（箭）分界

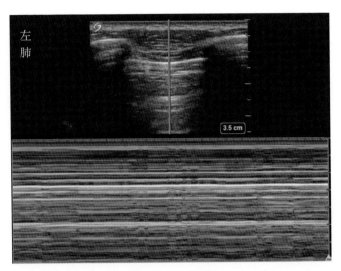

▲ 图 3-13　气胸

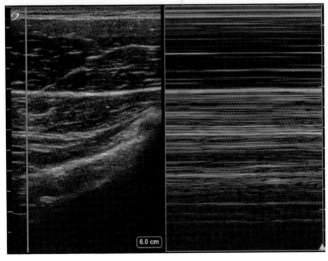

▲ 图 3-14　M 型超声评价胸膜异常

胸膜线上下无滑动征，提示有气胸

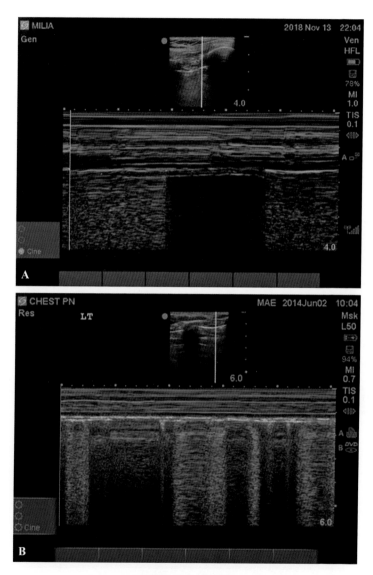

▲ 图 3-15　肺点征

气胸时，超声检测到脏胸膜和壁胸膜开始分离处

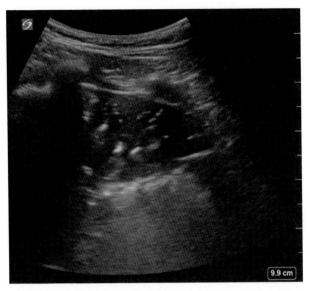

▲ 图 3-16　肺炎时在肺实变内可见白色斑点（支气管充气征），随呼吸上下移动

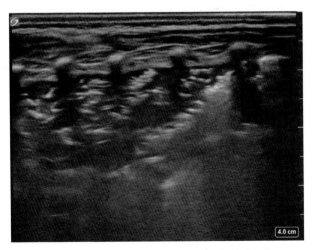

▲ 图 3-17　矢状切面可见肺炎伴支气管充气征

第 4 章　肌骨系统
Musculoskeletal System

一、长骨

【适应证】

- 评估既往病史或检查中有长骨骨折的患者。

【探头选择】

- 13–6MHz 高频线阵探头。

【扫描技术】

- 对整个骨骼进行两个平面（纵切面和横切面）扫描，以发现破坏的骨皮质。
- 骨皮质呈线样高回声，后方伴声影。
- 肌纤维在纵切面扫描时呈梭形，横切面扫描时呈斑点状。
- 扫描健侧进行对比。

【注意事项】

- 矢状面上，探头以 90° 直接置于骨骼上方，以便看到整个骨干。
- 生长板和骨折可能会相互混淆，通过扫描健侧进行对比可能有助于鉴别。高风险或复杂型长骨骨折患者的超声检查应与 X 线检查结合应用。

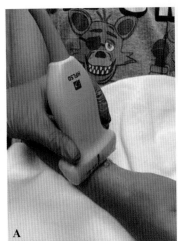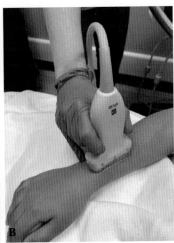

▲ 图 4-1　**A.** 桡骨远端横切面；**B.** 桡骨远端纵切面

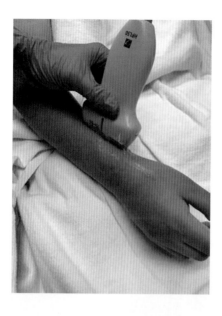

◀ 图 4-2　桡骨远端纵切面

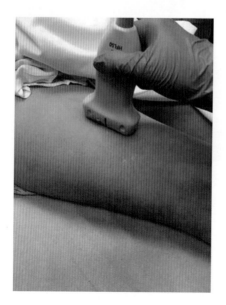

◀ 图 4-3　股骨纵切面

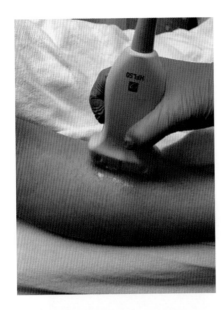

◀ 图 4-4　胫骨纵切面

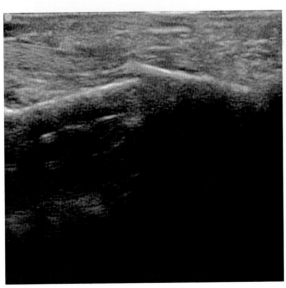

▲ 图 4-5　骨折移位，纵切面声像图

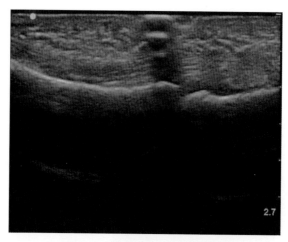

▲ 图 4-6 骨折移位，纵切面声像图

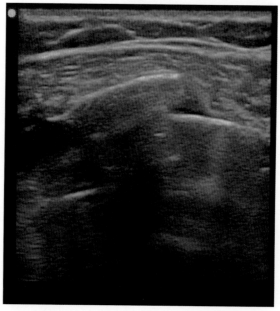

▲ 图 4-7 肋骨骨折移位，纵切面声像图

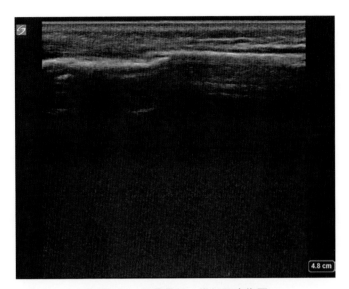

▲ 图 4-8　胫骨骨折，纵切面声像图

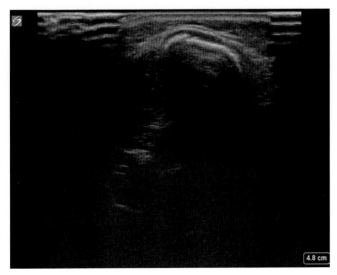

▲ 图 4-9　胫骨骨折，横切面声像图

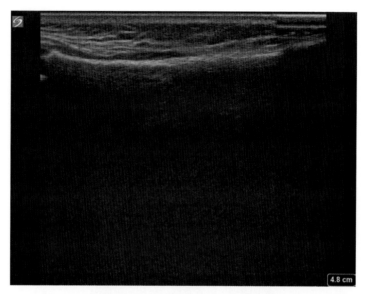

▲ 图 4-10 正常胫骨，纵切面声像图

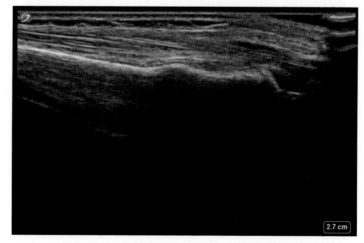

▲ 图 4-11 桡骨屈曲性骨折，纵切面声像图

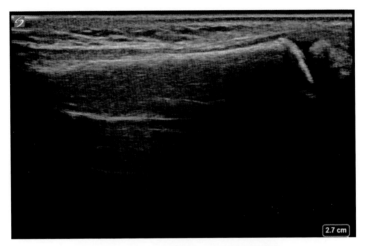

▲ 图 4-12　正常桡骨，纵切面声像图

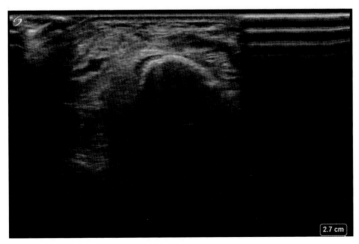

▲ 图 4-13　桡骨屈曲性骨折，横切面声像图

二、锁骨

【适应证】

- 评估既往病史或检查中有锁骨骨折的患者。

【探头选择】

- 高频线阵探头或低频凸阵探头。

【扫描技术】

- 在锁骨正上方的两个平面（纵切面和横切面）进行扫描，以发现破坏的骨皮质。
- 锁骨呈高回声结构，后方伴声影。
- 急性骨折可出现血肿，表现为骨折附近无回声积液。
- 扫描健侧进行对比。

【注意事项】

- 将患侧和健侧进行对比，以确定存在异常。

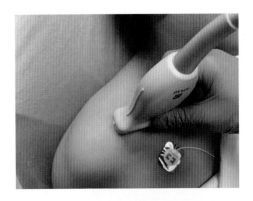

◀ 图 4-14 纵切面
扫查，探头置于锁
骨上区域

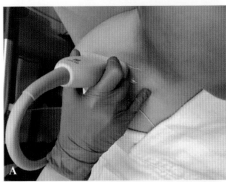

◀ 图 4-15 纵切面
扫查，探头置于锁
骨正上方

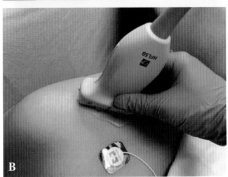

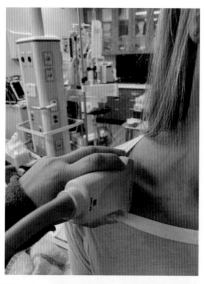

▲ 图 4-16 横切面扫查，探头置于锁骨上方

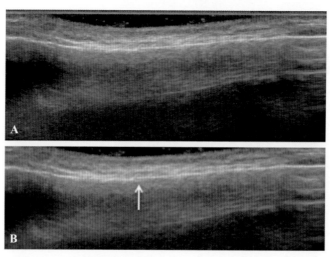

▲ 图 4-17 正常锁骨纵切面（A），锁骨呈连续的线样高回声（箭），显示在整个屏幕上方（B）

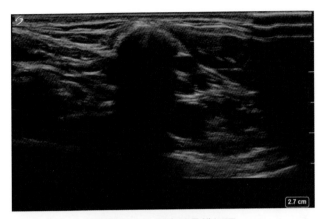

▲ 图 4-18　正常锁骨横切面

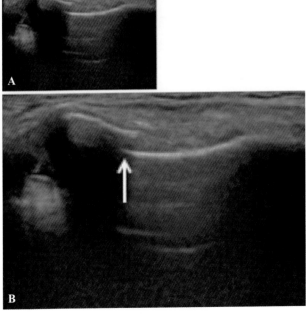

▲ 图 4-19　A. 锁骨骨折纵切面；B. 骨折表现为骨皮质的断裂

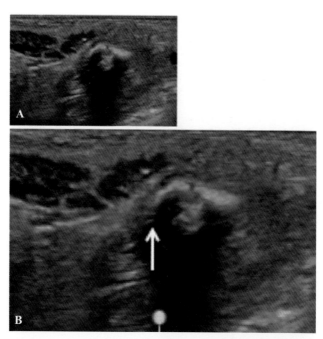

▲ 图 4-20　**A.** 锁骨骨折横切面声像图；**B.** 注意骨皮质的断裂（箭）

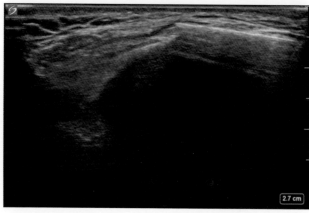

▲ 图 4-21　锁骨骨折纵切面声像图

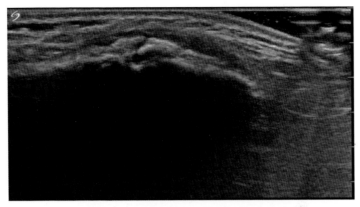

▲ 图 4-22　陈旧性锁骨骨折纵切面声像图

骨质增厚和不完全愈合

三、肩关节

【适应证】

- 评估关节积液、脱位和肌腱损伤。
- 关节复位后再评估。
- 超声引导下局部麻醉或关节抽吸。

【探头选择】

- 高频线阵探头或低频凸阵探头。

【扫描技术】

后位视图

- 患者呈坐位背朝向超声医生，超声检查仪器应位于超声医生视野内，患者的侧面或前方。
- 将探头置于肩胛骨与地面平行的水平处，探头标记朝向患者左侧。
- 扫描前外侧，直到显示盂肱关节。

【注意事项】

- 若怀疑肩关节前脱位，采用后位视图。
- 若肩部解剖结构难以显示，内外旋转肩部时行超声扫查，以更好地显示肱骨头和关节盂的关系。

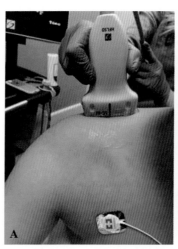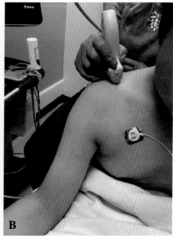

▲ 图 4-23　A. 首先将探头直接置于肩部上方；B. 将探头滑向锁骨，直至穿过肩锁关节

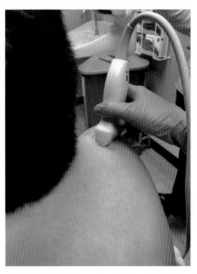

▲ 图 4-24　从肩胛骨与地面平行的水平处开始，扫描前外侧直到显示盂肱关节

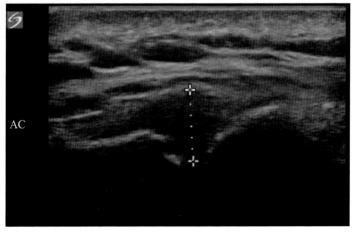

▲ 图 4-25　肩关节积液（两个白色十字游标之间的低回声积液）

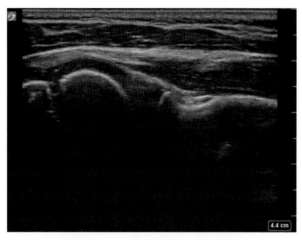

▲ 图 4–26　肩部盂肱关节后位视图

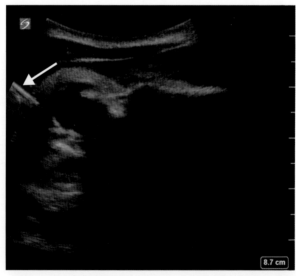

▲ 图 4–27　局部麻醉血肿阻滞，注意屏幕左侧的高回声针直接穿入盂肱关节处的血肿

四、肘关节

【适应证】

- 评估关节积液、骨折、肌腱或韧带损伤。

【探头选择】

- 高频线阵探头或者低频凸阵探头。

【扫描技术】

1. 前位视图

- 将探头置于肱骨远端前方，患者肘部伸展。
- 从肱骨远端向头侧移动纵切面扫查，在冠状窝横切面扫查。

2. 后位视图

- 肘部屈曲 90°，探头置于肱骨远端后方。
- 纵切面和横切面扫查。

【注意事项】

- 扫查结果与健侧关节对比。
- 关节穿刺首选肘关节后入路。
- 始终在肘部找到由肱骨外上髁、桡骨头和鹰嘴组成的"三角"。

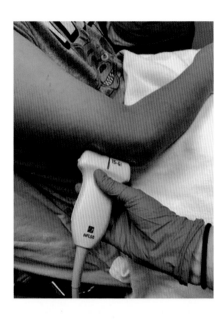

◀ 图 4–28　后纵切面入路

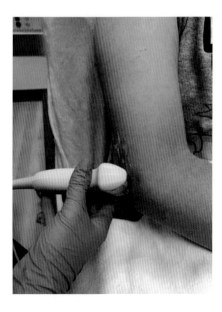

◀ 图 4–29　后横切面入路

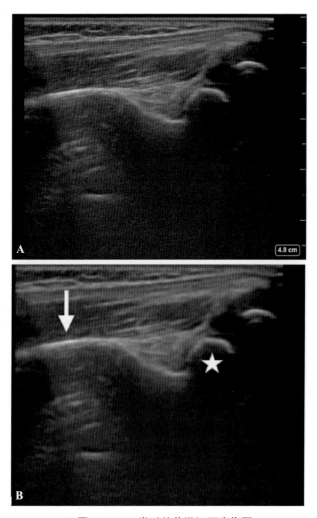

▲ 图 4-30 正常肘关节纵切面声像图

显示桡骨头（星号）和外上髁（箭），伸肌肌腱位于这些结构
的表面

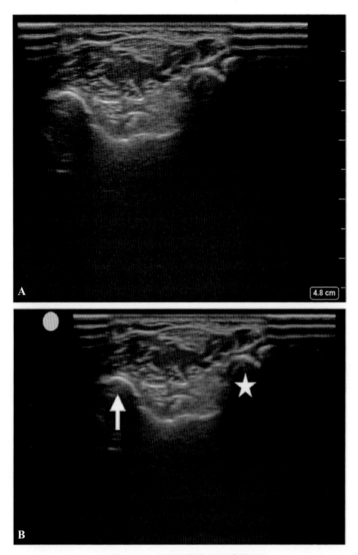

▲ 图 4-31　肘关节横切面声像图

显示桡骨和尺骨之间的鹰嘴窝横切面（星号和箭）

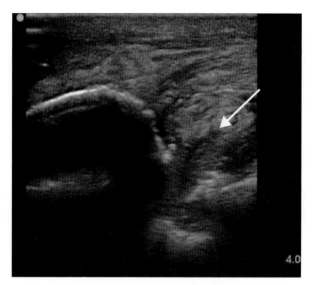

▲ 图 4-32 肘关节积液（箭）

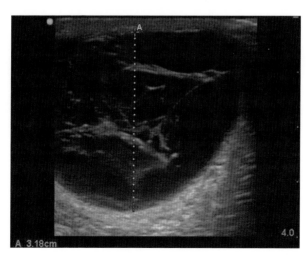

▲ 图 4-33 滑囊炎
囊内充满低回声积液并伴有内部回声

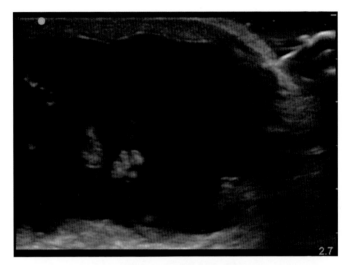

▲ 图 4-34　滑囊炎声像图

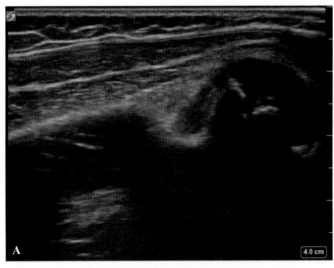

▲ 图 4-35　肘关节积液纵切面声像图

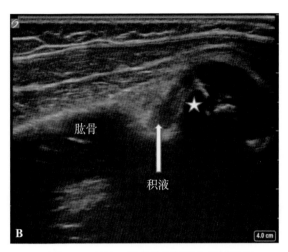

▲ 图 4-35（续） 肘关节积液纵切面声像图

显示肱骨、鹰嘴（星号）和积液

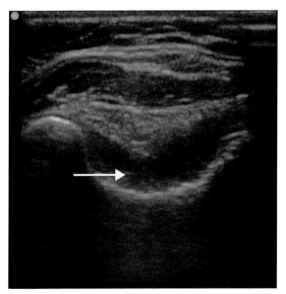

▲ 图 4-36 肘关节积液（箭）横切面声像图

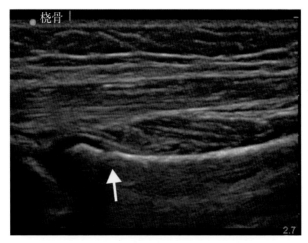

▲ 图 4-37　肘部骨折（箭）伴上方积液

五、髋关节

【适应证】

- 评估髋关节有无积液。
- 评估出现跛行、拒绝负重、四肢或髋部疼痛的患者。

【探头选择】

- 高频线阵探头或者低频凸阵探头。

【扫描技术】

- 双腿置于中立位置，髋关节轻度外旋。

- 探头平行于股骨颈长轴。
- 测量从股骨颈前凹到髂腰肌后表面的距离。

【注意事项】

- 超声检查健侧以作对比。
- 滑膜前间隙厚度＞ 5mm 或与健侧比＞ 2mm 定义为积液。

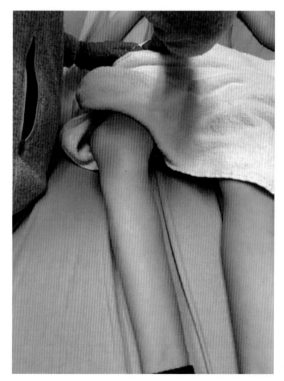

▲ 图 4–38　取仰卧位，髋关节轻度外旋、屈膝

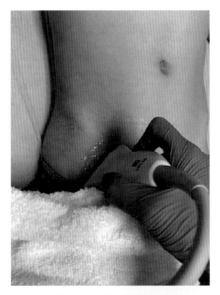

▲ 图 4-39　探头纵切面放置

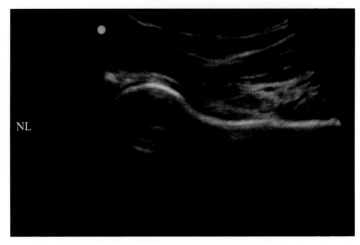

NL

▲ 图 4-40　正常髋关节纵切面声像图

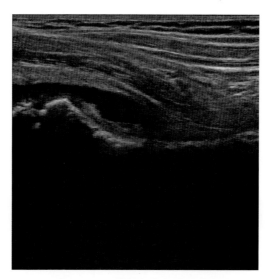

▲ 图 4-41　正常髋关节纵切面声像图

关节液量正常，当厚度＞ 5mm 时积液才明显

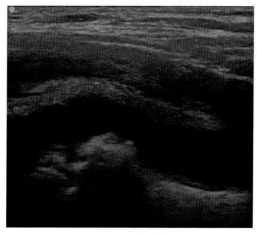

▲ 图 4-42　髋关节积液

积液厚度＞ 5mm

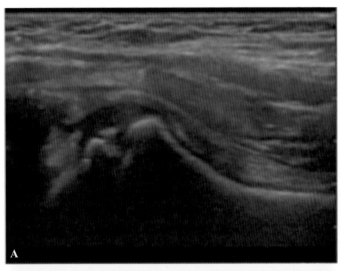

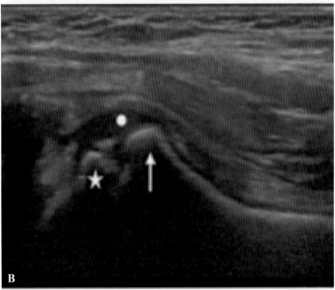

▲ 图 4-43　A. 平面内评估髋关节，纵切面声像图；B. 显示股骨头骨骺（星号）、股骨近端（箭）和滑膜前间隙（圆点）

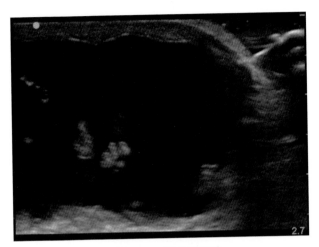

▲ 图 4-44　髋关节积液

纵切面可见直径＞ 5mm 的大量积液

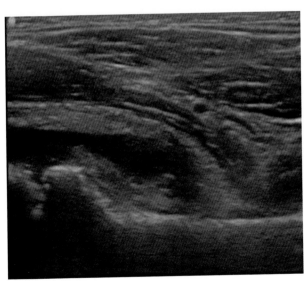

▲ 图 4-45　纵切面可见髋关节大量积液

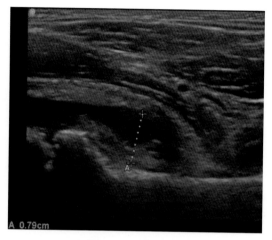

▲ 图 4-46　髋关节积液

六、膝关节

【适应证】

- 评估膝关节积液、关节炎，肌腱、韧带或肌肉损伤，骨折。
- 超声引导下关节注射或抽吸。

【探头选择】

- 高频线阵探头。

【扫描技术】

- 患者取仰卧位，屈膝。

- 探头置于髌骨正上方膝盖正中矢状面，扫描股四头肌肌腱末端嵌入髌骨的位置；将探头旋转 90° 以获得横切面图像。
- 继续向下，在胫骨粗隆处的髌腱插入点获得髌腱的纵切面图像。将探头旋转 90°，以获得横切面图像。
- 纵切面扫查评估内侧和外侧副韧带。

【注意事项】

- 开放性骨骺可能被误认为骨折。
- 比较患侧和健侧，以确定存在异常。

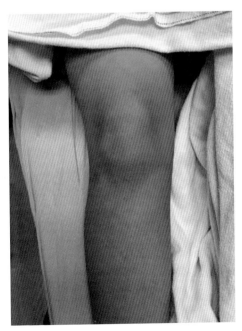

▲ 图 4-47　正常膝关节前视图

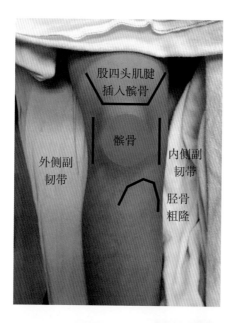

◀ 图 4-48　膝关节的主
要解剖特征

股四头肌腱
插入髌骨

髌骨

外侧副
韧带

内侧副
韧带

胫骨
粗隆

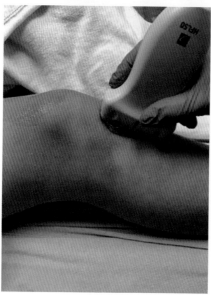

◀ 图 4-49　髌下，探头
置于前纵切面方向

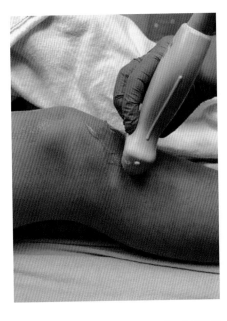

◀ 图 4–50　外侧髁，探头置于前横切方向

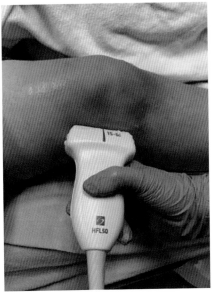

◀ 图 4–51　外侧副韧带，探头置于前纵切方向

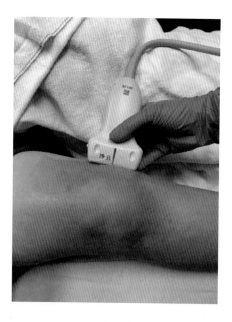

◀ 图 4–52　内侧副韧带，探头放置于前纵切方向

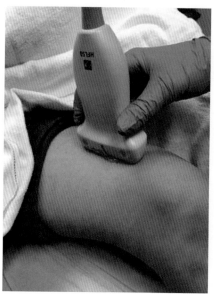

◀ 图 4–53　髌上，探头置于前纵切方向

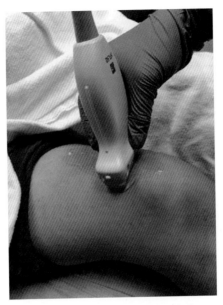

▲ 图 4-54　探头置于前横切方向

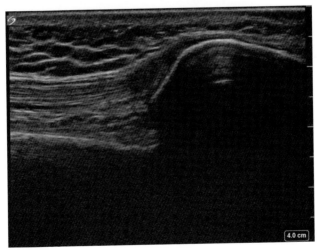

▲ 图 4-55　正常膝关节

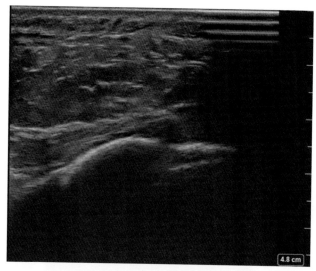

▲ 图 4-56 纵切面可见股四头肌肌腱断裂，肌腱层被破坏

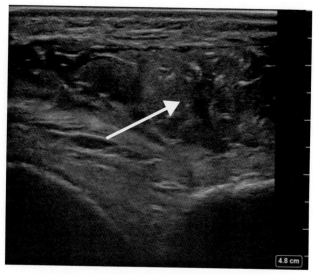

▲ 图 4-57 股四头肌肌腱断裂伴血肿（箭）

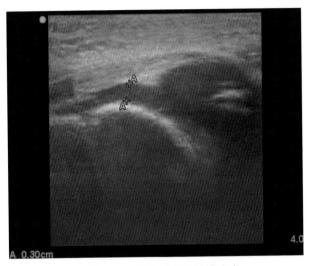

▲ 图 4–58　髌上囊化脓性滑囊炎

囊内含有低回声液体，并伴有内部回声。囊上方的皮下组织感染（译者注：原著疑有误，已修改）

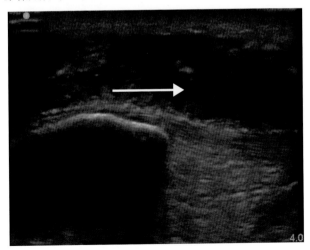

▲ 图 4–59　髌前滑囊炎

纵切面可见囊内大量积液（箭）

七、踝关节

【适应证】

- 评估关节积液、肌腱或韧带损伤、骨折。
- 超声引导关节抽吸或局部麻醉。

【探头选择】

- 高频线阵探头。

【扫描技术】

1. 前视图

- 患者取仰卧位，足轻微背屈。
- 将探头置于胫骨远端纵切面，向下滑动，直到发现胫骨、关节间隙和距骨。探头旋转 90° 以获得横切面视图。

2. 后视图

- 患者取俯卧位，脚悬垂于床边。
- 探头沿跟腱纵切面置于跟骨插入点处。
- 将探头旋转 90°，以获得横切面视图。

【注意事项】

- 踝关节积液应从前入路观察。
- 比较患侧和健侧，以确定存在异常。

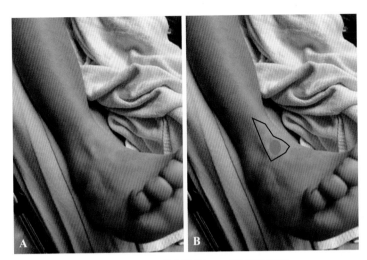

▲ 图 4-60　**A.** 前踝视图；**B.** 踝关节三角

指长伸肌，胫前内侧（外边框）；足背动脉（蓝点）

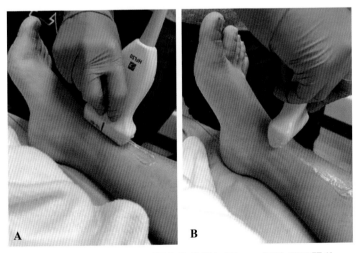

▲ 图 4-61　**A.** 探头置于踝关节前纵切面；**B.** 探头置于踝关节前横切面

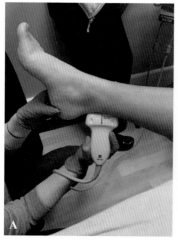
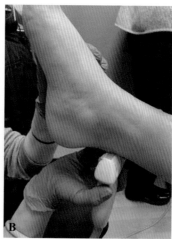

▲ 图 4-62　A. 探头置于踝关节后纵切面；B. 探头置于踝关节后横切面

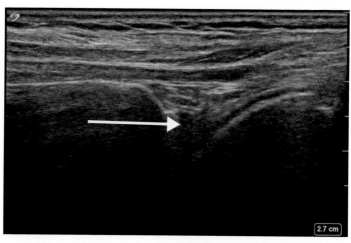

▲ 图 4-63　正常踝关节纵切面声像图
关节间隙（箭）

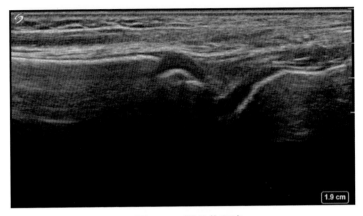

▲ 图 4-64　踝关节积液

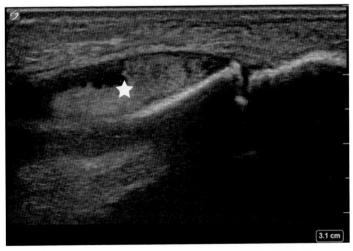

▲ 图 4-65　前纵切面可见脓肿（星号）覆盖胫骨远端

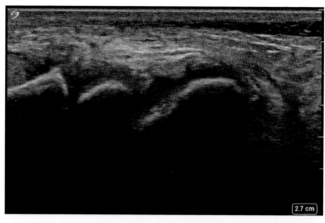

▲ 图 4-66　纵切面可见胫距关节少量积液及不规则积液盖肌肉

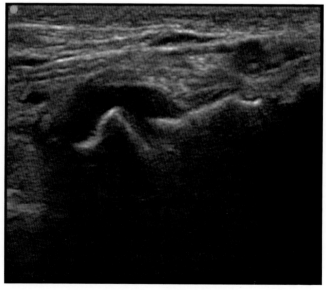

▲ 图 4-67　距骨关节积液

第5章 浅表器官
Integumentary System

一、软组织

【适应证】

- 评估软组织肿块、异物、积液、肿胀、感染。

【探头选择】

- 高频线阵探头。

【扫描技术】

- 能被超声观察到的软组织病变大多位于浅表。应尽可能降低检查深度以改善图像质量。

- 检查时，将探头以矢状切面方向放在感兴趣区中心，从左到右缓慢扫描整个软组织病变。然后将探头旋转90°，以横切面，从上到下完整地扫查整个区域。

- 如果需要精确的测量软组织病变的大小，扫查时应使探头轻轻接触皮肤表面，并保持垂直，同时避免扇形方向侧动探头。

- 注意软组织病变的部位、深度，注意观察其周围的血管或神经结构。

- 使用彩色多普勒以确定病灶有无血流信号。

【注意事项】

- 在两个切面上扫查以了解软组织病变的真实大小。
- 使用彩色多普勒确定有无血流。
- 注意软组织的深度和周围结构。如果病变很深或被血管、神经等结构所包裹，不可盲目的穿刺、切除或切开引流。
- 异物
  - 在超声上，放射线可穿透和不可穿透的异物均显示为高回声。
  - 后方声影的出现，使皮肤和软组织内的异物更容易被发现。
- 蜂窝织炎
  - 炎症和水肿导致软组织显示"模糊"；然而，筋膜仍然完好无损。
  - 后期，软组织呈小叶状，常被称为"鹅卵石样改变"。
  - 任何水肿都可出现"鹅卵石样改变"，因此有必要结合临床来确定这是蜂窝组织炎引起的水肿还是其他原因引起的水肿。
- 脓肿
  - 低回声积液，边界不规则，内部回声不均匀，伴后方回声增强，周围有炎症组织。

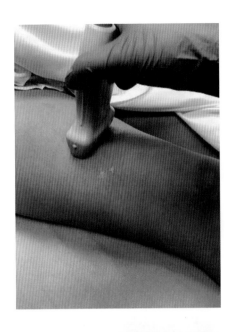

◀ 图 5–1 横切扫查，探头直接置于软组织病变中心

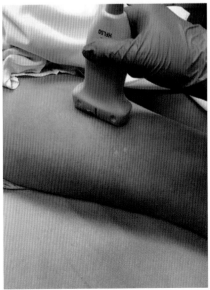

◀ 图 5–2 矢状面扫查

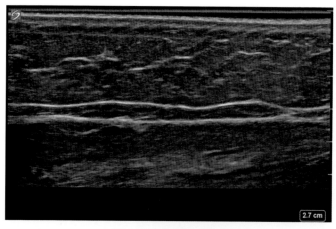

▲ 图 5-3　正常皮下软组织

可见表皮、真皮、软组织层和肌层

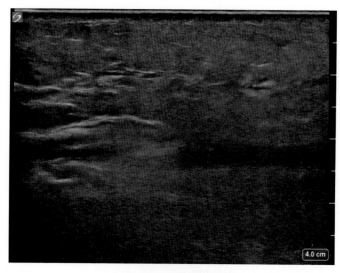

▲ 图 5-4　早期蜂窝织炎

与周围组织相比，软组织增厚、回声增强

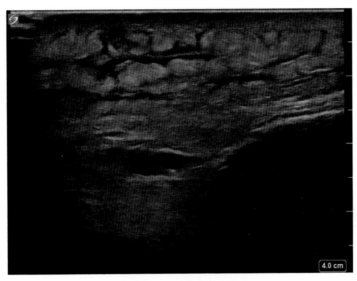

▲ 图 5-5　晚期蜂窝织炎

表现为"鹅卵石样改变"（脂肪小叶周围的间质性水肿）

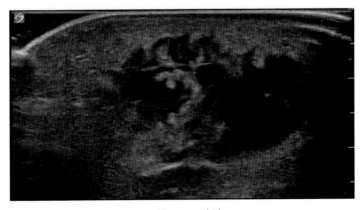

▲ 图 5-6　脓肿

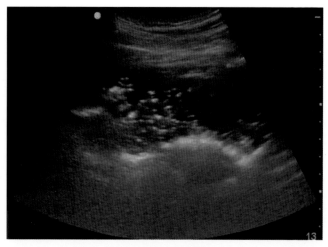

▲ 图 5-7　脓肿

积液伴积液内部回声，边缘不规则

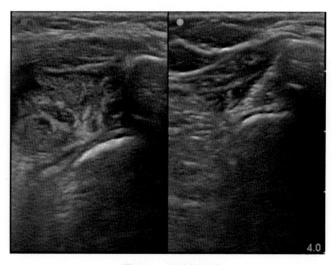

▲ 图 5-8　化脓性肌炎

超声可以区分浅表脓肿和深部肌肉组织的感染，如化脓性肌炎

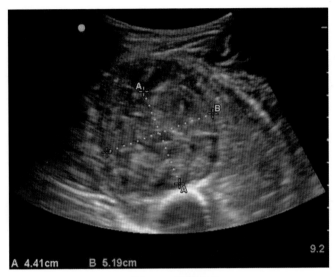

▲ 图 5-9　腿部血肿

血肿通常为椭圆形、边界清晰、形态不规则，内部呈低回声。血肿在声像图上可能与脓肿相似，因此结合病史和检查结果非常重要

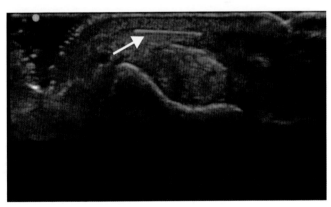

▲ 图 5-10　线状异物（箭）

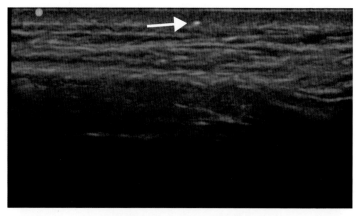

▲ 图 5–11　点状异物（箭）

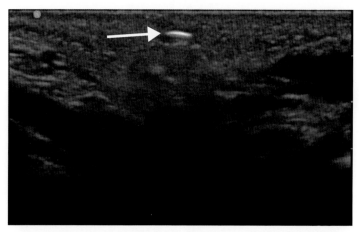

▲ 图 5–12　异物（箭）

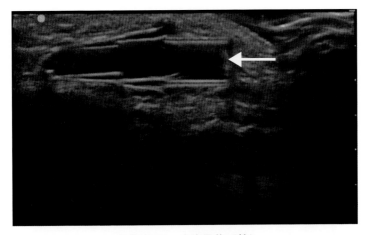

▲ 图 5-13　中空异物（箭）

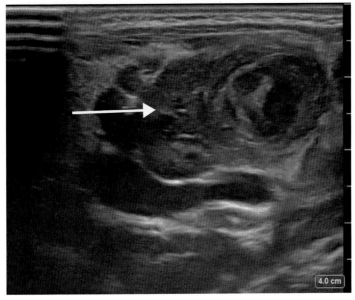

▲ 图 5-14　与血管相邻的脓肿（箭）

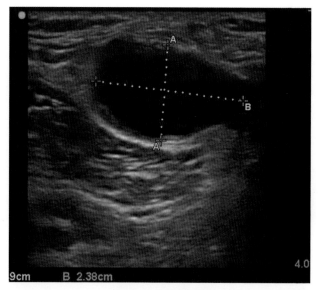

▲ 图 5-15　**Baker** 囊肿

囊肿通常为卵圆形、边界清晰、壁薄，周围软组织无炎性病变

二、颈部

【适应证】

- 评估颈部肿块及术前评估颈部血管。

【探头选择】

- 高频线阵探头。

【扫描技术】

- 患者取仰卧位，颈部过伸。如果扫查区域位于面部或颈部的一侧，应将患者的头部转向另一侧以尽可能的暴露扫查区域。
- 横切面和纵切面完整地扫查整个感兴趣区域。

【注意事项】

- 扫查对侧颈部作为对照。
- 使用彩色血流成像来鉴别血管与囊性肿块或神经。

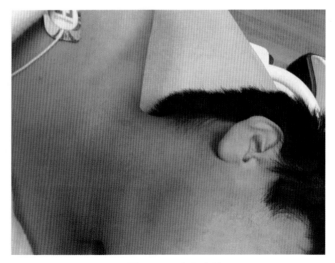

▲ 图 5-16　患者定位

颈部偏向一侧并过伸

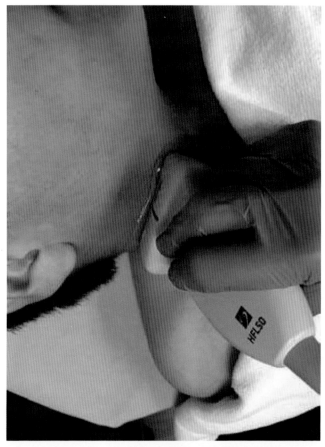

▲ 图 5-17　探头横切，尽可能增加探头接触面积

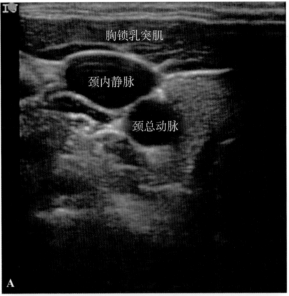

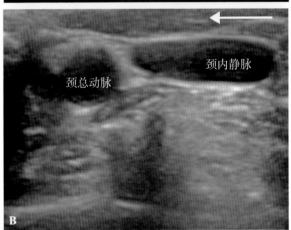

▲ 图 5-18　横切面可见颈动脉和颈内静脉

颈内静脉通常位于颈动脉前方（A）或颈动脉旁（B）。颈内静脉位于胸锁乳突肌下方（箭），呈卵圆形，可被压缩。颈动脉位于颈内静脉的后方或附近，呈圆形

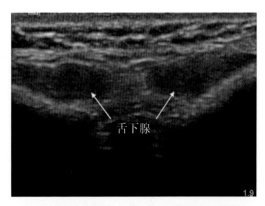

▲ 图 5-19　舌下腺体积很小，有时只在有病变的情况下才能显示

将探头放置在颏下横切面处便可以产生该图像

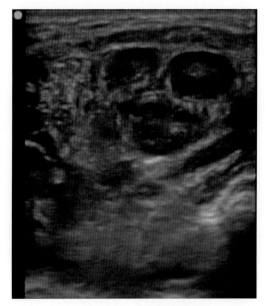

▲ 图 5-20　淋巴结声像图

良性淋巴结常呈椭圆形，可见高回声淋巴门并可见完整的淋巴窦结构

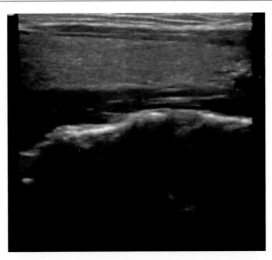

▲ 图 5-21　经颈外侧气管旁甲状腺矢状面声像图

该图像可以通过将探头置于喉结的外侧获得

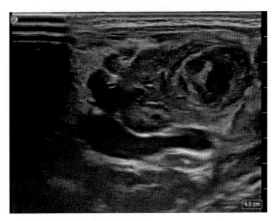

▲ 图 5-22　颈部波动性肿块（脓肿）矢状面声像图，脓肿正好位于一根血管的外侧

脓肿通常形态不规则，边界不清晰，其内含有不同回声强度的液体。其内部无彩色多普勒血流，可借此与淋巴结、其他软组织肿瘤或恶性肿瘤相鉴别

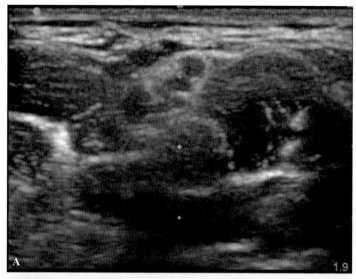

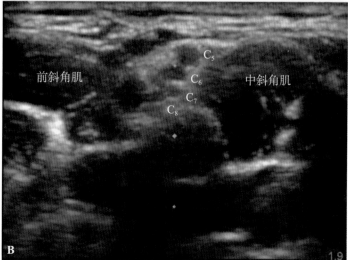

▲ 图 5–23　A. 臂丛；B. 带解剖标志的臂丛横断面声像图

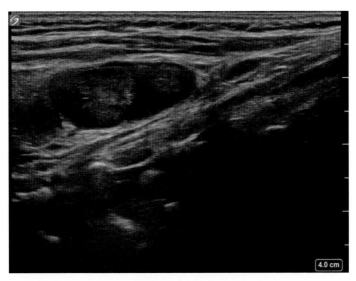

▲ 图 5-24 淋巴结

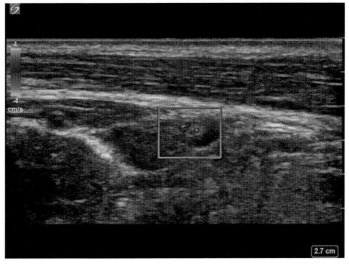

▲ 图 5-25 颈前小淋巴结伴窦内血流信号

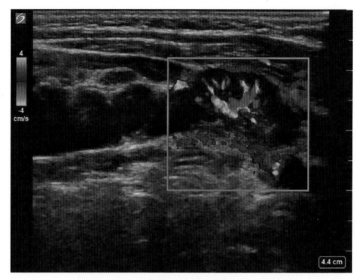

▲ 图 5-26　颈前淋巴结肿大伴窦内血流信号

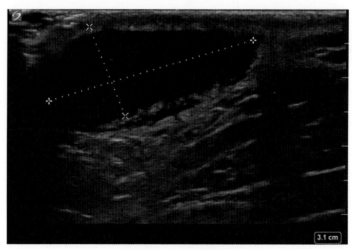

▲ 图 5-27　颈部囊肿

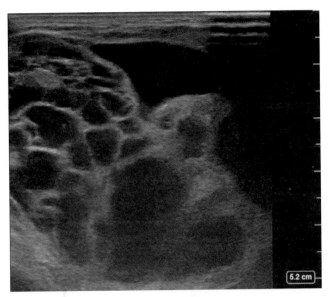

▲ 图 5-28　囊状水瘤

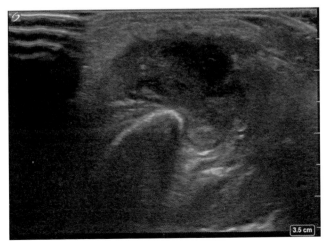

▲ 图 5-29　颌下腺脓肿

第6章 消化系统
Digestive System

一、阑尾

【适应证】

- 评估既往病史或体格检查中考虑急性阑尾炎的患者。

【探头选择】

- 高频线阵探头（BMI 较大者使用凸阵探头）。

【扫描技术】

- 运用逐步加压技术 *。
- 定位疼痛部位。
- 探头置于最大压痛点，标识朝向患者右侧。
- 同时评估短轴和长轴切面的面积。
- 寻找直径＞ 6mm 的圆形、不可压缩的管状结构。

---

*. 逐步加压是一种将腹部探头在皮肤表面温和加压并移动到发作区域的技术。其目的是移位或推动解剖结构以提高显示效果。该技术通常用于评估阑尾。

【注意事项】

- 测量阑尾外径（从外壁到外壁）。

- 评估炎症的继发征象，如阑尾周围炎症、游离积液或阑尾粪石。

- 注意阑尾壁的充血征象（可在阑尾壁上采用彩色多普勒来鉴别），常被称为"火环征"。

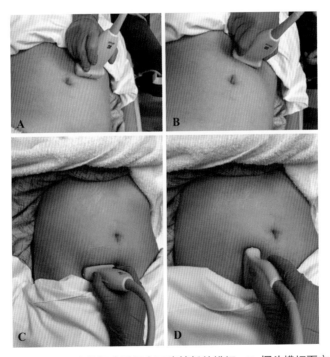

▲ 图 6-1　**A.** 先将探头置于右下腹较低处横切；**B.** 探头横切面方向从患者足端向头端移动并逐步加压；**C.** 探头移回右下腹，在水平方向适当平移，同时再次向头端移动（割草机技术）；**D.** 探头旋转 90° 在纵切面方向重复以上过程，即探头纵切从左到右扫查，然后探头回位，在垂直方向上移动适当距离后继续从左到右扫查

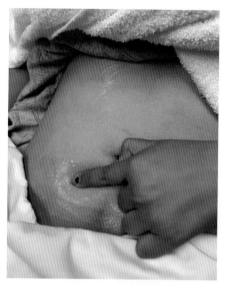

▲ 图 6-2 让患者指出最大压痛区域

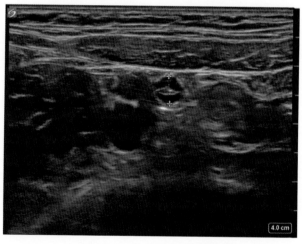

▲ 图 6-3 横切面可见正常阑尾

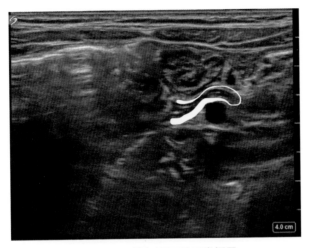

▲ 图 6-4 纵切面可见正常阑尾

阑尾表现为蠕虫状结构，位于右侧髂动脉正上方（高亮标记）

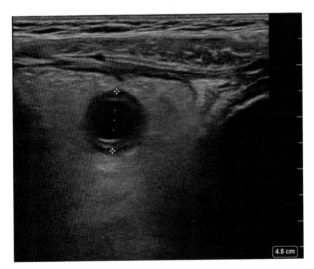

▲ 图 6-5 阑尾炎

阑尾增粗伴周围炎症

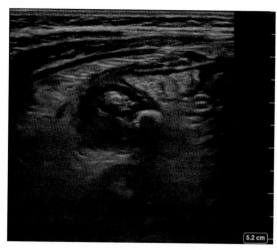

▲ 图 6-6　阑尾炎

阑尾增粗、阑尾腔内粪石，伴周围软组织炎症和游离积液

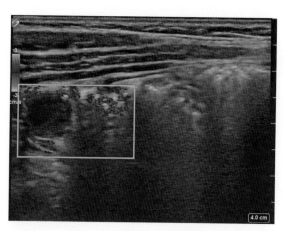

▲ 图 6-7　阑尾炎

短轴切面彩色多普勒可见因阑尾炎症或"火环征"引起的肠壁血管增厚

二、肠套叠

【适应证】

- 评估伴有发作性腹痛、呕吐和嗜睡的患者，好发年龄为4月龄至4岁。

【探头选择】

- 高频线阵探头。

【扫描技术】

- 采用"割草机技术"按 RLQ → RUQ → LUQ → LLQ 的顺序，对结肠逐步加压扫查。
- 在纵切面和横切面都要对整个腹部进行扫描。
- 寻找是否存在水肿明显的肠段，其表现为肠壁黏膜和黏膜下层呈现明显的低回声和高回声分层。

【注意事项】

- 儿童肠套叠的好发部位为回肠–结肠区，而成人肠套叠的好发部位没有规律。
- 超声特征如"甜甜圈""靶环"或"牛眼"，横切面可直观地看到代表黏膜和肌层的高回声带与代表黏膜下层的低回声带交替出现。
- 横切面扫查，可以更好地显示肠壁水肿的分层现象。
- 纵切面扫查时，可以观察到由于一个肠环套入另一个肠环内，进而形成"三明治征""干草叉征"或"假肾征"。

- 小肠肠套叠的直径往往较小（平均直径 1.5cm，而回肠 – 结肠型肠套叠平均直径为 2.5cm）。

- 在肠套叠内部存在有淋巴结或游离积液时，更可能为回肠 – 结肠型肠套叠。

- 回肠 – 结肠型肠套叠多见于右侧腹部。小肠肠套叠多见于脐周和左侧腹部。

- 假阳性可见于粪便内容物或其他导致肠壁增厚的疾病，如炎性肠病、感染性小肠结肠炎和肠壁血肿。

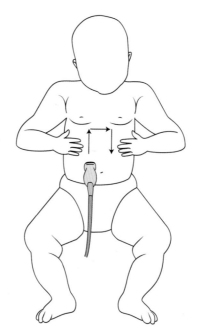

▲ 图 6-8 逐步加压"割草机技术"示意

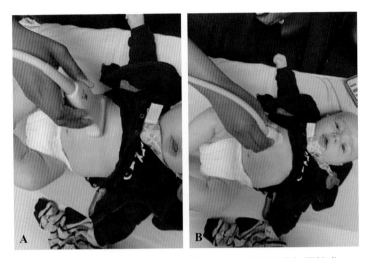

▲ 图 6-9 横切面（**A**）和纵切面（**B**）方向的逐步加压技术

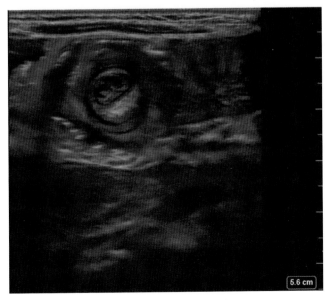

▲ 图 6-10 横切面可见肠套叠

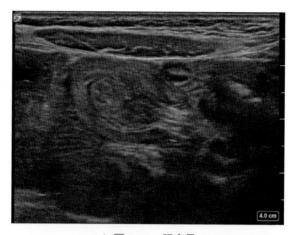

▲ 图 6–11　肠套叠

纵切面可见"干草叉征"：水肿的黏膜层、肌层和黏膜下层

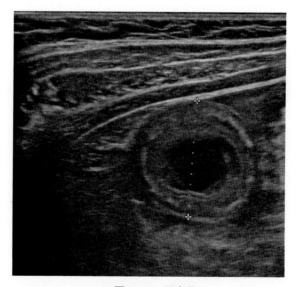

▲ 图 6–12　肠套叠

肠壁外径测量值约为 2.1cm

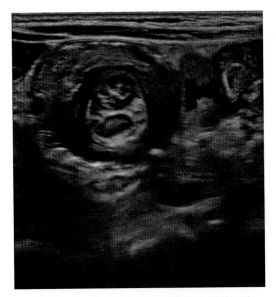

▲ 图 6-13　横切面可见肠套叠伴内部淋巴结

三、幽门

【适应证】

- 评估 2—8 周龄婴儿呕吐的潜在病因。

【探头选择】

- 高频线阵探头或新生儿低频探头。

【扫描技术】

- 首先在短轴切面上找到胆囊以确定幽门。

- 找到胆囊后，幽门通常位于胆囊的内后方。
- 短轴切或长轴切面观察幽门。
- 肥厚的幽门肌层呈低回声，而幽门管中央部的黏膜层呈高回声。
- 幽门狭窄诊断标准为幽门肌层厚度＞3mm，幽门管长度＞15mm。

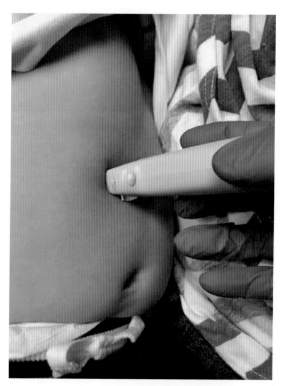

▲ 图 6-14　探头横向放置以识别幽门

【注意事项】

- 如幽门显示不清，可将婴儿置于右侧卧位（如果由于胃腔过度充盈导致显示不清，则可将婴儿置于左侧卧位）。

- 如果幽门仍然难以定位，尝试将探头向矢状位斜切，以使幽门的长轴得以显示。

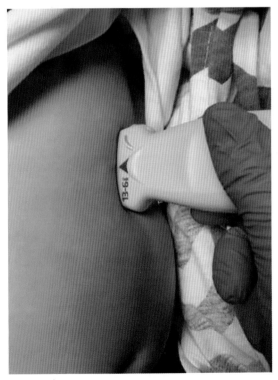

▲ 图 6-15　探头纵向放置以识别幽门

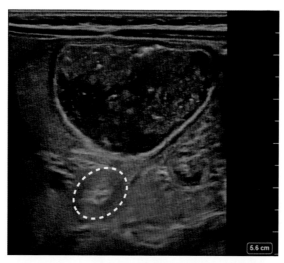

▲ 图 6-16　横切面可见幽门（虚线环）壁增厚

胃腔位于幽门前方

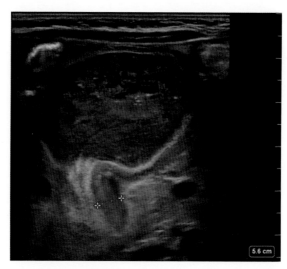

▲ 图 6-17　纵切面可见胃腔下方肥厚的幽门（两个白色十字游标之间）

四、胆囊

【适应证】

- 评估胆石症和胆囊炎导致的可疑右上腹疼痛。

【探头选择】

- 5–1MHz 低频相控阵探头。
- 5–2MHz 低频凸阵探头。

【扫描技术】

- 探头沿锁骨中线置于患者第 9～10 肋间隙，探头标识朝向患者头部。
- 如果胆囊显示不清，或肠胀气明显导致显示模糊，则让患者取左侧卧位。
- 显示胆囊后，调整探头角度以获得最佳长轴切面图像。
- 胆囊呈梨形的低回声结构，壁呈高回声。
- 沿着主叶裂能可靠地找到胆囊长轴。主叶裂将肝脏分为左右叶，并连接胆囊和门静脉。
- 在胆囊长轴切面中，主叶裂将胆囊与门静脉短轴相连接，形成一个"叹号样"的征象。
- 探头旋转 90° 以显示短轴切面。
- 测量胆囊壁外壁到内壁的厚度。
- 正常胆囊壁测量值＜ 3mm。

- 通常在长轴切面上测量胆囊长径，正常胆囊长径＜10cm。
- 胆囊炎患者可伴或不伴胆囊周围积液。

1. 胆总管

- 正常胆总管直径≤5mm。
- 胆总管扩张时≥6mm。

2. 胆石症

- 胆囊结石是胆囊内的高回声结构、可移动，伴后方声影。
- 胆囊内胆结石的声影可遮挡后方组织。

【注意事项】

- 患者左侧卧位可避开肠道多余气体。
- 请记住，胆总管平行于门静脉，通过可彩色多普勒鉴别。
- 十二指肠可能被误认为胆囊。请记住，十二指肠通常紧贴肝脏，外壁呈低回声，可蠕动。胆囊壁呈高回声，被肝脏包围，不蠕动。
- 旁瓣伪像及其他类型的伪像和息肉，可能被误认为是胆结石或胆泥。请记住，当患者移动时，胆结石也会移动；声影会超出胆囊壁，而胆泥一直在胆囊壁范围内。

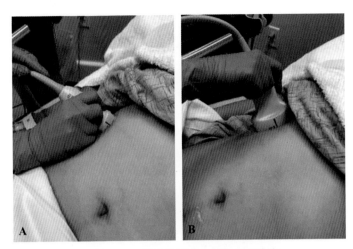

▲ 图 6-18 探头位于右上腹纵切面方向

探头沿着肋缘向患者右侧腋窝中线扫查。相控阵探头（A）或腹部探头（B）适合体型较大的患者

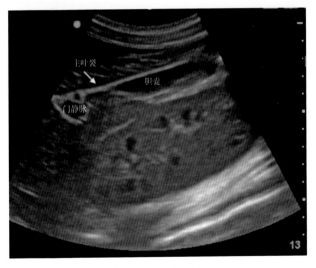

▲ 图 6-19 叹号征

胆囊通过主叶裂与门静脉相连

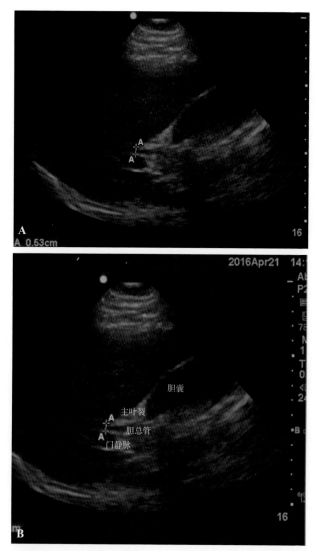

▲ 图 6-20　A.胆总管测量（两个 A 之间）；B.显示叹号征（连接胆囊、门静脉和主叶裂）

胆总管与门静脉平行，异常胆总管直径＞ 5mm

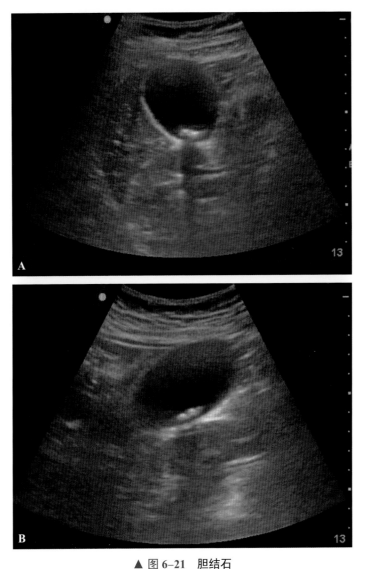

▲ 图 6-21　胆结石

高回声胆结石伴后方声影。与胆囊息肉不同，胆结石随患者发生移动改变

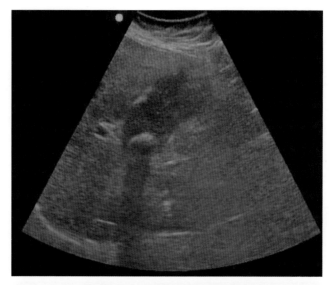

▲ 图 6-22 胆囊结石伴后方声影

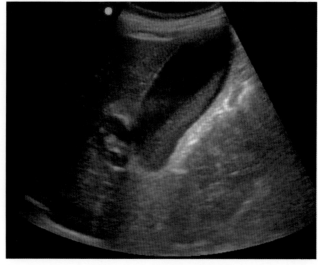

▲ 图 6-23 胆囊内胆泥淤积

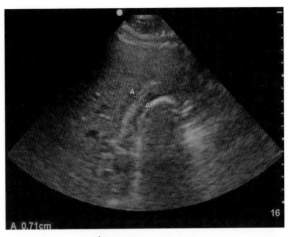

▲ 图 6-24　WES 征

大的胆囊结石充填整个胆囊，使胆囊壁（W）、结石回声
（E）和声影（S）突出显示

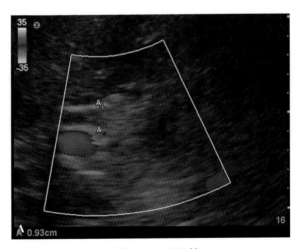

▲ 图 6-25　胆总管

彩色多普勒显示门静脉与扩张的胆总管平行，门静脉内有
彩色血流，胆管内无血流

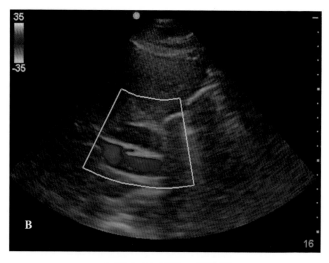

▲ 图 6-25（续） 胆总管

彩色多普勒显示门静脉与扩张的胆总管平行，门静脉内有彩色血流，胆管内无血流

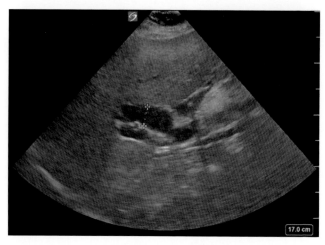

▲ 图 6-26 扩张的胆总管

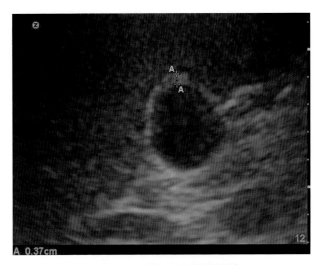

▲ 图 6-27　横切面测量胆囊壁

胆囊壁测量通常是胆囊外壁至内壁

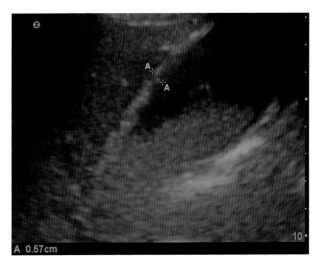

▲ 图 6-28　纵切面测量胆囊壁

第7章　创伤：创伤重点超声评估法

Trauma: Focused assessment sonography in trauma (FAST)

【适应证】

- 评估血流动力学稳定患者的活动性和持续性出血。
- 评估休克患者。

【探头选择】

- 5-1 MHz 低频相控阵探头。

【扫描技术】

1. 右上象限（right upper quadrant，RUQ）

- 将探头沿腋中线长轴放置或沿患者右侧肋缘放置。在肋骨间隙上下移动探头，直到在屏幕中间看到肝和肾的相等部分。
- 集中于三个区域，即膈下间隙、摩里逊凹陷（肝肾间隙）和肝尾状叶。
- 在肋间隙上下移动探头扫描整个间隙。

2. 左上象限（left upper quadrant，LUQ）

● 探头位于腋中线后方，以避免胃内容物所引起的模糊。

● 从患者右侧伸出手，这样"指关节就能碰到轮床"。这将确保探头放置在更后方。

● 在肋骨间隙上下移动探头，直到脾脏和肾脏在屏幕中间。

● 集中注意两个区域，即膈下间隙和脾周间隙。

● 将探头对角倾斜，使探头面嵌在肋间隙内，以消除肋骨阴影。

3. 耻骨上视图

● 探头置于脐部和耻骨联合之间的横切面和矢状面。

● 横向倾斜探头，使探头面朝向患者的足部和耻骨联合。

● 探头在矢状面方向上从右到左扇形扫查。

● 探头在横断面方向上从上到下扇形扫查。

● 积液在膀胱的上方和后部；在女性，积液在子宫后方和膀胱与子宫前部之间的间隙。

4. 心脏视图：剑突下

● 探头置于剑突下方，标记在患者右侧。

● 利用肝脏作为透声窗来获得心脏的四腔心视图。

【注意事项】

● 在更多、更明显的游离液体积聚之前，少量或微量积液可在膈下间隙、肝脏或脾尖端积聚。在 RUQ 和 LUQ 视图中要确保这些区域完全显示。

● LUQ 视图中确保"指关节在床上"。将探头置于更上方和后方，这样超声医生的指关节就能接触病床。

- 探头倾斜放置使其在肋间隙内与肋骨平行，以避免肋骨声影。
- 利用肝脏充当透声窗，更好地显示心脏。探头先对准肝脏，慢慢向患者左肩 45° 扇形扫查，以显示心脏。
- 探头直接放置在耻骨上，探头面朝向患者足部的后方和下方，可以可靠地显示膀胱。

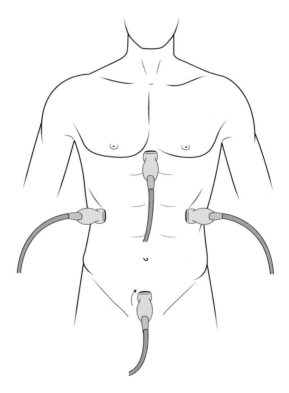

▲ 图 7–1　创伤重点超声评估法（focused assessment sonography in trauma，FAST）的四大扫描区域

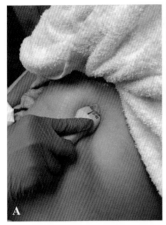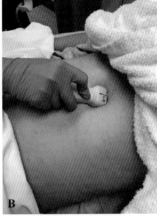

▲ 图 7-2　探头置于剑突下

将探头朝向患者右肩或头部（A），并以 45° 慢慢向患者左肩移动
探头，以观察心脏（B）

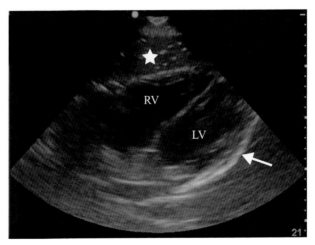

▲ 图 7-3　心脏剑突下视图

屏幕左上方可见小部分肝脏（星号），心室位于屏幕的顶部（已标
记），心脏周围高回声边界为心包（箭）。RV. 右心室；LV. 左心室

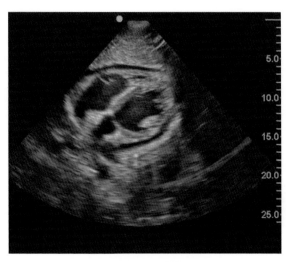

▲ 图 7-4　心包积液

环绕心脏的液体

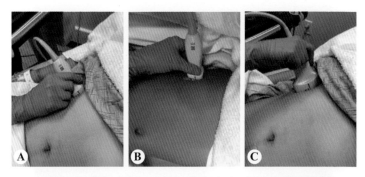

▲ 图 7-5　**RUQ** 视图可以通过前路（**A**），探头向患者右肋缘和腋中线移动获得，或者直接从腋中线开始（**B**）。对于体型较大的患者，腹部探头可用于 **FAST** 检查（**C**）

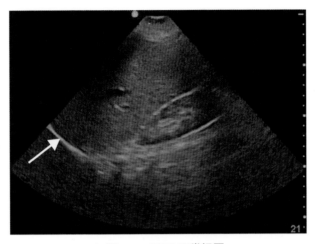

▲ 图 7-6 **RUQ 正常视图**

肝（左）和肾（右）。注意在正常肺、胸椎（高回声，齿状线）
与横膈（一条细而光滑的高回声线）相交，并没有越过横膈
（箭）。在正常充气的肺存在的情况下，脊柱遇到横膈不再显示

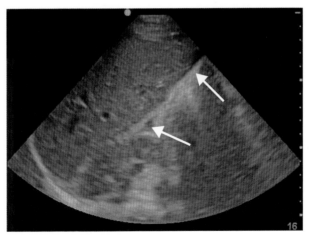

▲ 图 7-7 肝脏尖端及摩里逊凹陷（箭）可见少量游离无回声积液

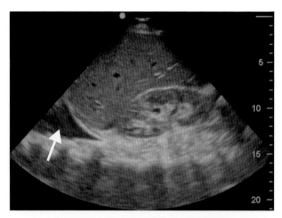

▲ 图 7-8 胸腔积液 RUQ 视图

横膈上方的积液提示胸腔积液（箭）。在正常肺充气的情况下，脊柱遇到横膈不再显示。胸腔积液或积血的存在可使屏幕上显示整个脊柱，穿过横膈，称为脊柱征

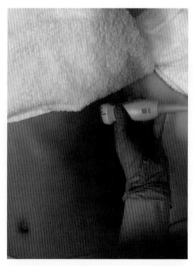

▲ 图 7-9 探头在 LUQ 中的位置

指关节接触轮床，使探头位于轮床后部

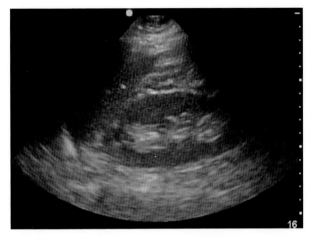

▲ 图 7-10　LUQ 正常视图

脾脏位于屏幕左侧，肾脏在屏幕中间。脾肾间隙位于肾和脾之间

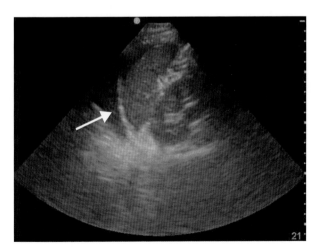

▲ 图 7-11　沿脾尖端小的游离积液

注意屏幕左侧在膈肌上方的胸部（箭）有另一片无回声积液，积液在胸膜而不是腹部

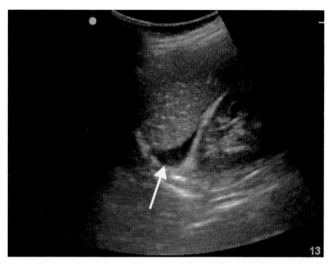

▲ 图 7-12　囊袋状积液沿膈下间隙向脾肾间隙移动（箭）

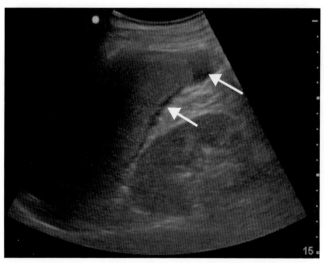

▲ 图 7-13　沿脾脏尖端和脾肾间隙的积液（箭）

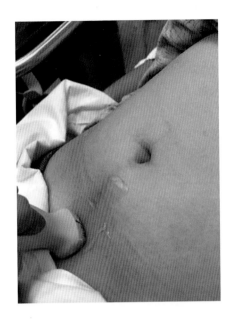

◀ 图 7-14　耻骨上横切面

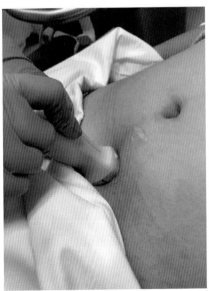

◀ 图 7-15　耻骨上矢状切面

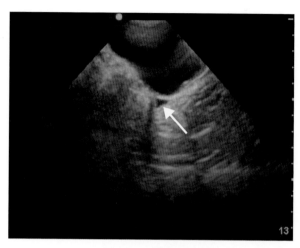

▲ 图 7-16 膀胱矢状面

膀胱后方有一个小的三角形囊袋（箭）

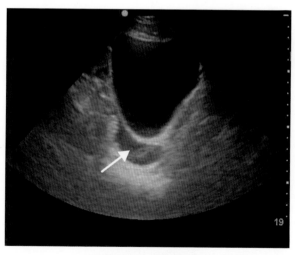

▲ 图 7-17 膀胱横切面

膀胱后方有一个相当大的囊袋（箭）

第8章 肾、泌尿和生殖系统
Renal, Urinary, And Reproductive Systems

一、肾脏

【适应证】

- 评估怀疑有肾绞痛的患者有无肾积水。
- 评估导尿前膀胱容量。

【探头选择】

- 5–1 MHz 低频相控阵探头。
- 5–2 MHz 低频凸阵探头。

【扫描技术】

- 评估 RUQ［参考创伤重点超声评估法（FAST）中的 RUQ］，观察右肾。
- 探头置于剑突长轴水平的右侧腋前线。
- 以肝脏为透声窗，扫描右肾长轴，寻找肾盂积水（起源于肾窦的无回声液体）。
- 探头顺时针旋转90°，扫描肾脏短轴。
- 评估 LUQ［参考创伤重点超声评估法（FAST）中的

LUQ]，观察左肾。

- 探头置于剑突长轴水平的左侧腋后线。

- 向下扇扫，避免扫过肠道气体。

- 扫描左肾长轴，寻找肾盂积水。

- 探头顺时针旋转90°，扫描肾脏短轴。

- 经耻骨上切面［参考创伤重点超声评估法（FAST）中的盆腔横切面］评估盆腔，以评估膀胱容量。

- 探头横向放置于耻骨上区，呈扇形向下进入盆腔。

【注意事项】

- 肾脏切面的获取类似于在创伤重点超声评估法（FAST）中扫描 RUQ 和 LUQ 切面。然而，扫描重点是肾脏，而非肝脏和脾脏。

- 探头从腋中线开始，绕过气体和腹腔内容物，可以更好地观察右肾。

- 肾血管可被误诊为轻度肾盂积水，运用彩色多普勒以检查肾脏血流。

- 肾囊肿可被误诊为重度肾盂积水。囊肿由肾实质形成，而肾盂积水则由肾中央的集合系统形成。

- 膀胱容积测量公式为长 × 宽 × 高 × 0.52。

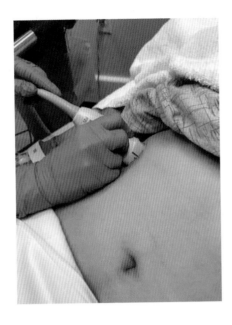

◀ 图 8-1 **RUQ** 探头矢状面

从腹部较前方开始，沿肋缘外侧移动探头

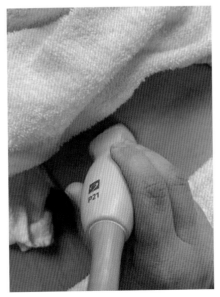

◀ 图 8-2 **RUQ** 探头横切面

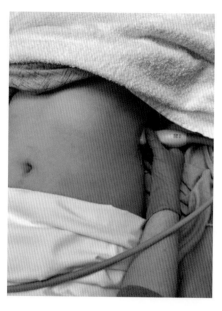

◀ 图 8-3　LUQ 探头矢状面

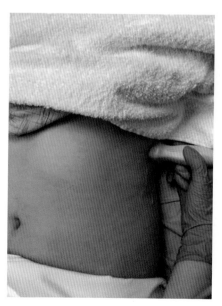

◀ 图 8-4　探头横切面

探头位置与 FAST 中的 LUQ 相似，但是重点在肾脏

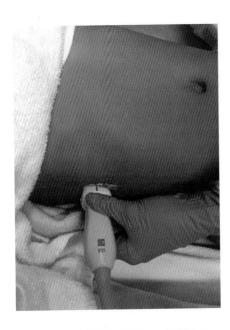

◀ 图 8-5　探头矢状面扫查右肾

从肋缘或腋中线开始扫描

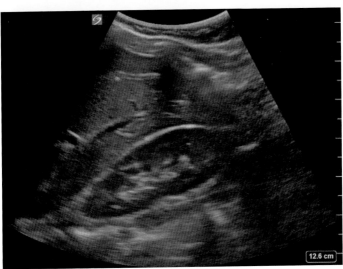

▲ 图 8-6　RUQ 肾脏正常矢状面

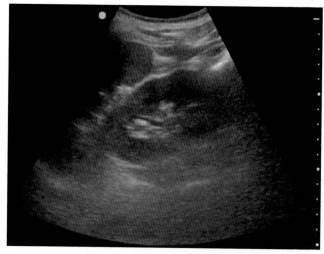

▲ 图 8-7　LUQ 肾脏正常矢状面

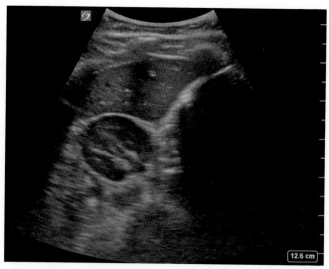

▲ 图 8-8　肾脏正常横切面

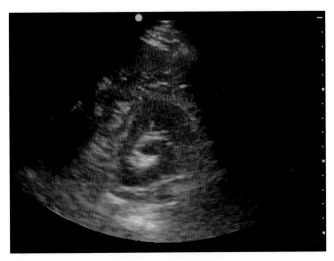

▲ 图 8-9 肾脏横切面

轻度肾盂积水

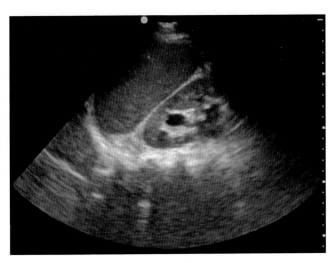

▲ 图 8-10 肾脏矢状面

轻度肾盂积水

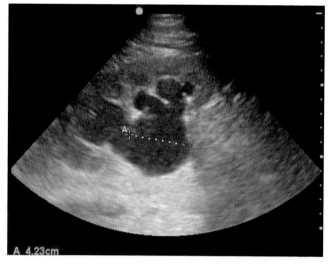

▲ 图 8-11　中度肾盂积水伴严重输尿管积水

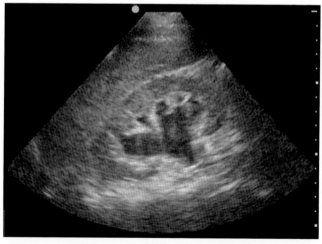

▲ 图 8-12　重度肾盂积水伴输尿管积水

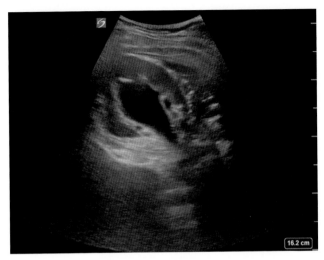

▲ 图 8–13　肾盂积水伴肾窦破坏，合并输尿管积水

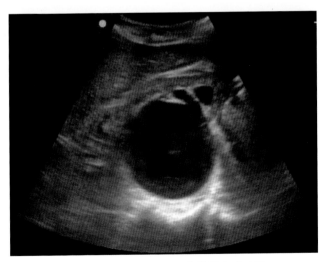

▲ 图 8–14　重度肾盂积水伴肾实质破坏

肾盂积水与肾囊肿的区别在于它起源于肾脏的中央部分

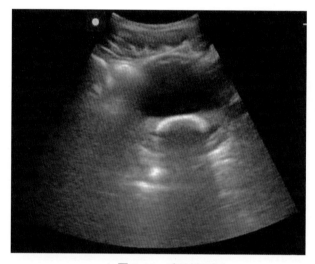

▲ 图 8-15 膀胱横切面

可见膀胱结石

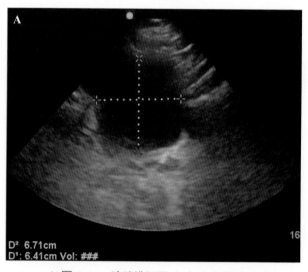

▲ 图 8-16 膀胱横切面（A）和矢状面（B）

在这两个切面进行三次测量（膀胱容积 = 长 × 宽 × 高 × 0.52）

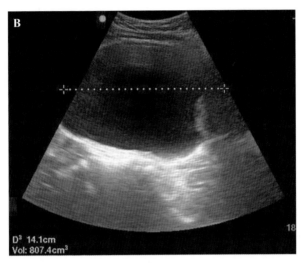

▲ 图 8-16（续）　膀胱横切面（A）和矢状面（B）

在这两个切面进行三次测量（膀胱容积 = 长 × 宽 × 高 × 0.52）

二、早期妊娠

【适应证】

- 确定是否宫内妊娠（IUP）。
- 根据头臀长（CRL）确定妊娠时间。
- 评估胎心率（FHR）。
- 确定有无腹腔游离积液。

【探头选择】

- 5-2 MHz 低频凸阵探头（经腹）。
- 8-5MHz 高频腔内探头（经阴道）。

【扫描技术】

1. 经腹部

- 将探头放置在耻骨上区矢状面进行扫描（如 FAST 检查所示）。子宫位于膀胱的后面。探头缓慢左右扇形扫描，首先检查整个子宫，其次评估子宫内膜是否有 IUP。探头旋转 90° 横切面扫描，再从上至下扇形扫查。

- 寻找 IUP 的证据，IUP 为具有卵黄囊和（或）胎芽的囊性结构。

- 如有胎芽，找出胎芽的最长径并将游标放在头部和尾部来测量 CRL。如果妊娠 > 7 周，可见胎心活动（观察胸腔中间有无闪烁）。

- 见胎心则测量 FHR：在 OB 模式下，将 M 型超声光标置于心脏活动区域，测量峰—峰或谷—谷之间的胎心率。

2. 经阴道

- 患者排空膀胱，按照医院规定对探头进行覆盖。建议对患者使用水性润滑剂。

- 将探头以纵切面方向放置在阴道口处，探头标记指向前方。缓慢插入阴道，直到屏幕上显示子宫，然后轻轻地从左向右扇形扫查，检查整个子宫。再将探头旋转 90° 至冠状面（横轴）方向，探头标记指向患者右侧，从前向后扇形扫查。

- 寻找 IUP 和游离积液的证据。如果存在 IUP，则测量 CRL 和 FHR。

【注意事项】

- 先行经腹检查（膀胱充盈），如需经阴道超声检查，则让患者排空膀胱。

- 膀胱充盈时经腹视图显示子宫的效果最好，因为充盈的膀胱可以作为子宫和其他毗邻结构的透声窗。

- 如经腹视图未发现宫内妊娠，则行经阴道超声检查。

- 定位是关键。进行经阴道超声检查时，患者应躺在妇科检查床上，髋部和臀部位于床的边缘。用于冠状切面扫描时，允许探头进行适当的定位。

- 观察子宫内膜时，确保在两个切面上都显示整个子宫，以确保子宫内膜囊及其内容物的完整显示。

- 请记住，子宫并不总是在中间。需要将探头移到患者的左边或右边来显示子宫的情况并不少见。

- 任何根据末次月经期的前 3 个月，出现腹痛和阴道流血的患者均应接受超声检查，以确定有无宫内妊娠。

- 出现腹痛、阴道出血、妊娠试验阳性、超声检查无宫内妊娠伴游离腹腔 / 盆腔积液的患者应高度怀疑异位妊娠，除非有其他证明。

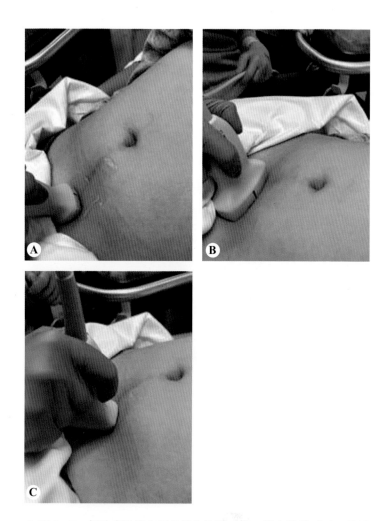

▲ 图 8-17 探头在耻骨上区的横向放置（**A**）、纵向放置（**B**），以及探头的纵向放置（**C**）

注意探头并非总是放置在中线，子宫位于中线以外的情况并不少见

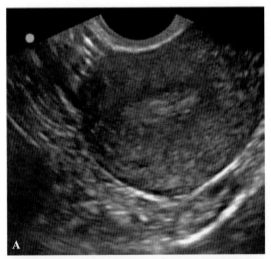

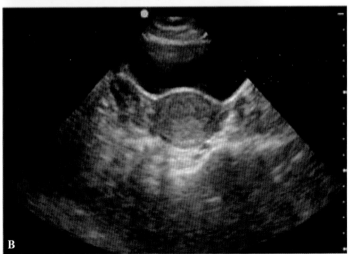

▲ 图 8–18　子宫横切面视图

A. 经阴道视图显示子宫中央的高回声子宫内膜条纹；B. 经腹视图中显示膀胱位于子宫前方

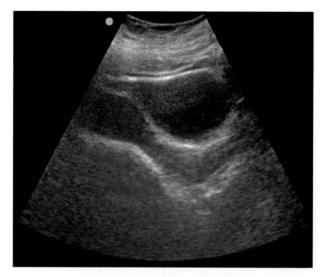

▲ 图 8-19 子宫纵切面声像图

包括子宫前方的无回声膀胱

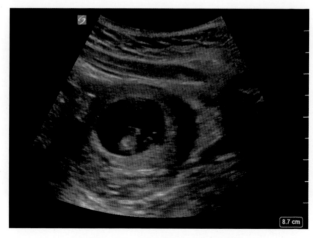

▲ 图 8-20 横切面显示宫内妊娠

卵黄囊位于 IUP 的左侧解剖位置，呈模糊的圆形环

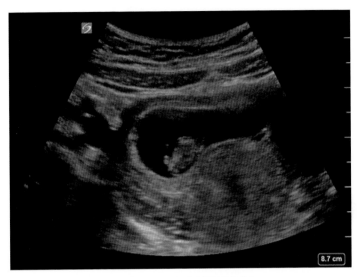

▲ 图 8-21　宫内妊娠声像图

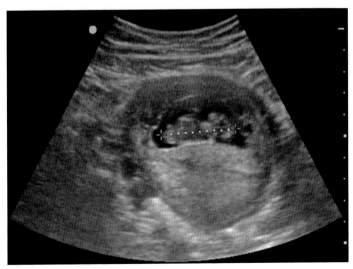

▲ 图 8-22　子宫横切面可见宫内妊娠，测量头臀长

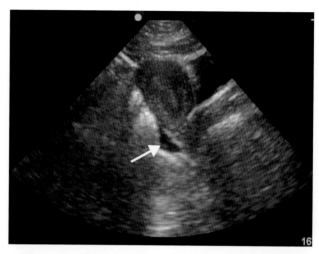

▲ 图 8-23　子宫纵切面可见无宫内妊娠，子宫直肠隐窝见游离积液（箭）

妊娠试验阳性、阴道出血和腹痛的患者，必须考虑异位妊娠

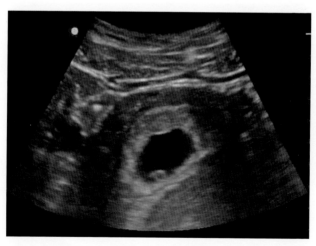

▲ 图 8-24　卵黄囊

高回声环伴无回声中心是妊娠早期的超声征象

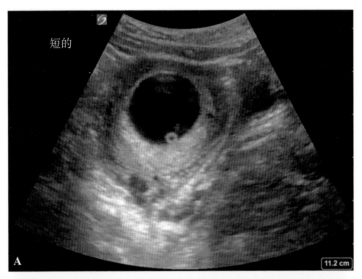

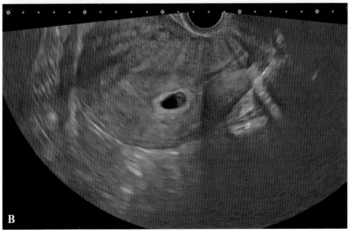

▲ 图 8-25　宫内妊娠，妊娠囊内有高回声环（卵黄囊）

三、睾丸

【适应证】

- 评估急性阴囊疼痛和睾丸扭转征象。

【探头选择】

- 高频线阵探头。

【扫描技术】

- 患者双脚交叉坐立，并用毛巾支撑阴囊和阴茎。
- 探头标记朝向患者右侧，置于健侧阴囊上。
- 获取每个睾丸的横切面。
- 将探头标记朝向患者右侧。
- 探头旋转 90° 获取每个睾丸的纵切面。
- 探头标记朝向患者头侧。
- 获得两个睾丸并排的中间切面，比较其能量血流。
- 两个睾丸之间的血流差异与睾丸扭转有关。
- 使用频谱多普勒评估两个睾丸的静脉和动脉血流。
- 阻力指数（resistance index，RI）> 0.75 与早期或不完全扭转有关。

【注意事项】

- 扫描健侧睾丸时，重要的是校准健侧阴囊的能量多普勒设置（提高增益直到出现噪声，然后降低颜色增益，直到噪声刚消失）。

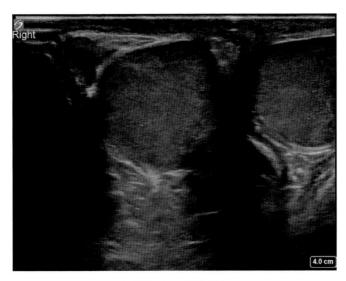

▲ 图 8-26　正常睾丸

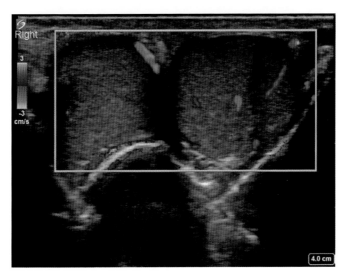

▲ 图 8-27　正常睾丸和血流

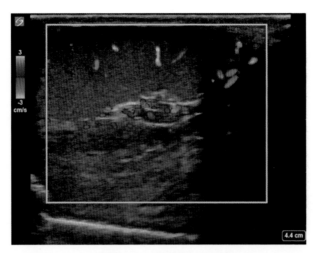

▲ 图 8-28 正常睾丸和血流

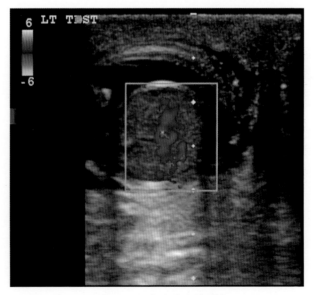

▲ 图 8-29 睾丸内血流增多

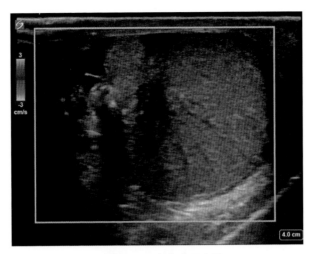

▲ 图 8-30 睾丸内无血流

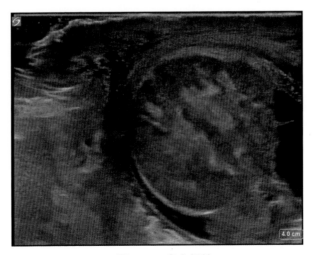

▲ 图 8-31 睾丸扭转

睾丸扭转的主要超声表现为正常血流消失，阻力指数增高
（RI ＞ 0.75），睾丸及附睾形态增大，早期扭转睾丸回声均匀，
晚期扭转睾丸回声不均匀，部分病例伴有反应性睾丸鞘膜积液

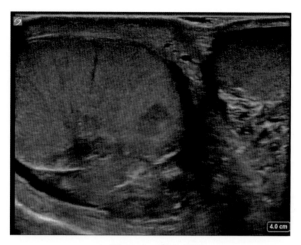

▲ 图 8-32　睾丸扭转

低回声区代表坏死，如果有再灌注，高回声区可代表出血

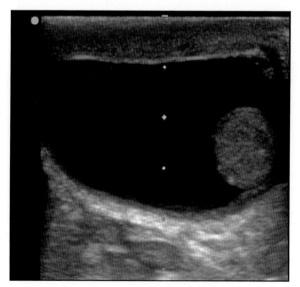

▲ 图 8-33　新生儿睾丸鞘膜积液

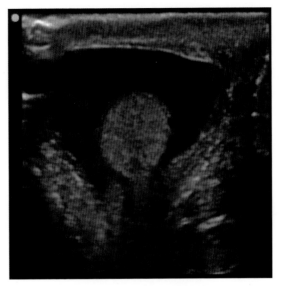

▲ 图 8-34　睾丸鞘膜积液

表现为睾丸周围的单纯性积液

第9章　介入超声应用
Procedural

一、股神经阻滞

【适应证】

- 缓解股骨颈和股骨中段骨折引起的疼痛。
- 为大腿前内侧手术提供麻醉。

【禁忌证】

- 精神状态改变、神经功能缺陷、注射部位感染的患者禁用。

【探头选择】

- 高频线阵探头。

【术前清单】

- 请记住，手术同时也阻滞了运动和感觉神经。
- 术前进行一次良好的神经学检查。
- 签署知情同意书并告知手术失败风险。

- 确认会诊医生是否符合资质。
- 放置在监视器上，并警惕麻醉药的全身毒性。

【扫描技术】

- 执行全面无菌操作，使用无菌探头套、无菌润滑剂和无菌手套，为患者铺无菌单。
- 探头横向置于腹股沟韧带远端 1cm 处。
- 确定股动脉（无回声搏动的血管），定位于股动脉外侧。
- 注意股神经为股动脉外侧的高回声蜂窝样结构，位于高回声髂筋膜下。
- 使用平面内技术连续观察针头，将局麻药注入神经周围。
- 使用 0.25% 布比卡因，剂量为 0.5ml/kg（成人剂量为 15～20ml）。
- 局麻药注射在神经周围，切勿注射在神经内。

【注意事项】

- 请记住，股神经和股动脉被阔筋膜和髂筋膜的两个筋膜平面分隔在两个独立的空间。针尖应穿过髂筋膜，以便适当阻滞股神经。
- 远离血管结构和淋巴结。
- 针切勿碰到神经（麻醉药在神经周围注射）。
- 注射麻醉药时应无阻力，如遇阻力，应拔出重来。

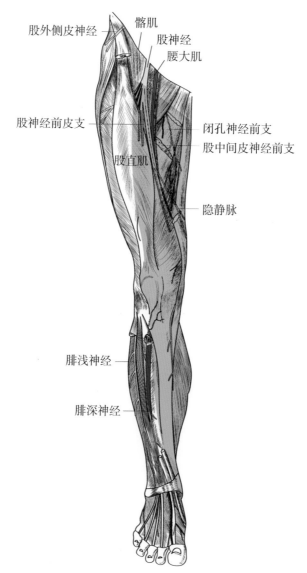

股外侧皮神经

髂肌

股神经

腰大肌

股神经前皮支

闭孔神经前支

股中间皮神经前支

股直肌

隐静脉

腓浅神经

腓深神经

▲ 图 9-1　股神经分布（淡蓝色区域）

图片由 Jason Fischer 博士提供

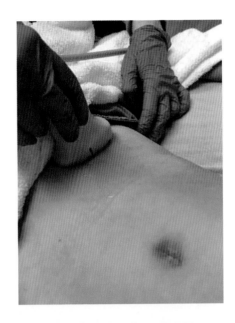

◀ 图 9-2　超声探头置于腹股沟处观察股神经

图片由 Jason Fischer 博士提供

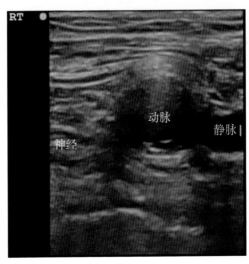

◀ 图 9-3　超声横切面图像显示邻近股动脉的股神经

图片由 Jason Fischer 博士提供

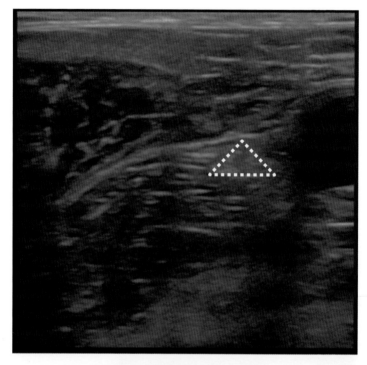

▲ 图 9-4　股神经横切面（三角形）

股神经与股动脉、股静脉位于不同的筋膜平面。为了适当阻滞股神经，针尖应穿过髂筋膜（图片由 Jason Fischer 博士提供）

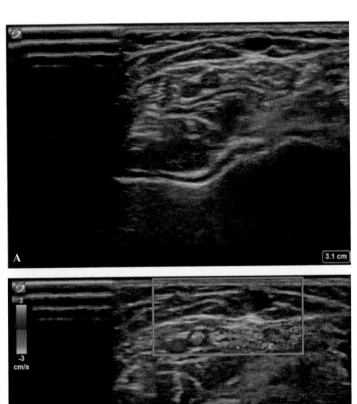

▲ 图 9-5 **股静脉与股动脉相邻**

观察股神经旁的股动脉（A）及其彩色多普勒（B），股神经表现为蜂窝状（图片由 Jason Fischer 博士提供）

二、骨内置管

【适应证】

- 在患者恢复期间确认骨内（IO）置管。

【探头选择】

- 高频线阵探头。

【扫描技术】

- 将探头置于 IO 部位的近端或远端，在矢状面上观察骨。
- 生理盐水注入骨间隙时，使用彩色多普勒观察湍流。
- 如未见血流显示，转换成能量多普勒观察。
- 旋转探头至横切面，重复上述步骤。
  - 如骨间隙血流显示，则针的位置正确。
  - 如在骨间隙外显示血流，则需更换路径。

【注意事项】

- 对婴幼儿进行超声检查，在骨间隙仍然可以看到一些血流。
- 如在输液后进行检查，需使用能量多普勒检测血流。

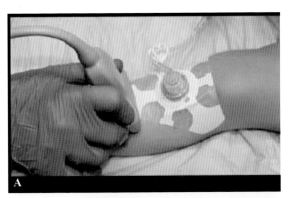

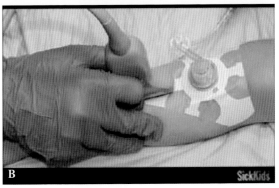

▲ 图 9-6　超声探头横切面（**A**）、纵切面（**B**）放置以确认正确的骨内灌注

图片由 Jason Fischer 博士提供

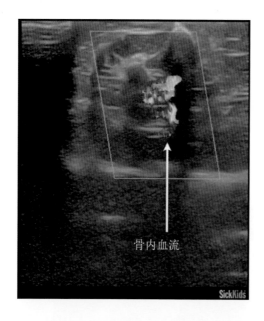

◀ 图 9-7　横切面可
见正确的骨内灌注

图片由 Jason Fischer 博
士提供

骨内血流

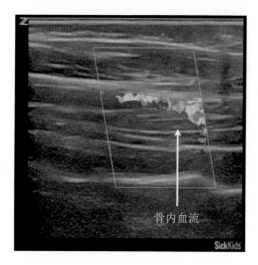

◀ 图 9-8　纵切面可
见正确的骨内灌注

图 片 由 Jason Fischer
博士提供

骨内血流

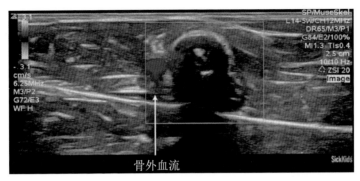

▲ 图 9-9 横切面可见骨外血流信号，提示骨内置管放置不正确

图片由 Jason Fischer 博士提供

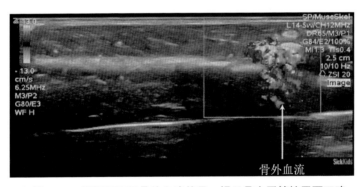

▲ 图 9-10 纵切面可见骨外血流信号，提示骨内置管放置不正确

图片由 Jason Fischer 博士提供

三、腰椎穿刺

【适应证】

- 腰椎穿刺前脊柱标志物的识别。

【探头选择】

- 高频线阵探头。

【扫描技术】

- 探头标识朝向患者头部。
- 定位骶骨。
- 向上移动定位 $L_{4/5}$ 间隙，并将探头放在患者背部中间（显示在屏幕中间）。
- 超声横断面显示棘突和椎间隙。
- 从探头的中心画一条水平线，标出此间隙。
- 旋转探头，指示器指向患者右侧。
- 找到棘突并将其对准屏幕中央。
- 如果探头直接位于棘突上方，超声屏幕将显示背部中间的棘突。这代表脊柱正中央。
- 从探头中心画一条垂直线，标出正中线。
- 两线的交点即 LP 的穿刺点。

【注意事项】

- 体型较大的患者可使用凸阵探头。
- 测量从体表到椎间隙的深度以评估所需要的针的长度。

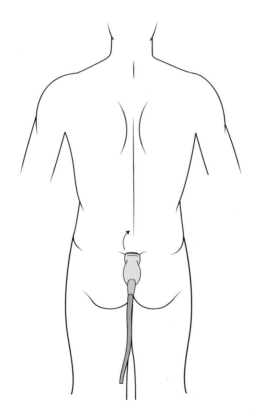

▲ 图 9-11　探头放置在 L$_{4/5}$ 椎间隙周围进行横切面和纵切面扫查

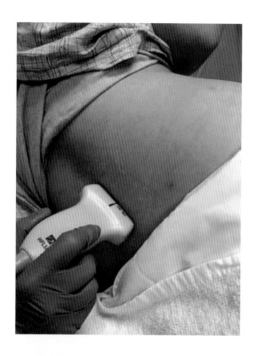

◀ 图 9–12　纵切面
探头标识指向患者头部，
以显露棘突和椎间隙

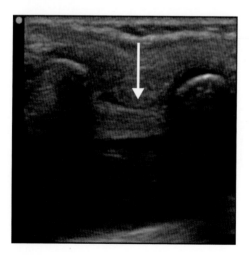

◀ 图 9–13　纵切面可见
棘突和椎间隙（箭）

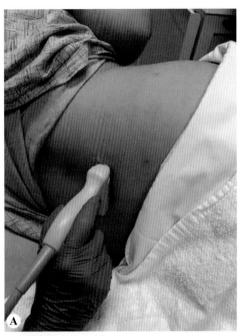

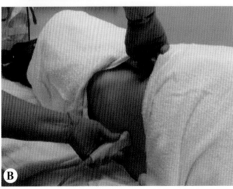

◀ 图 9-14 A. 横切面，探头标识指向患者的右侧或左侧，探头应正对棘突上方。棘突的中心应与探头面的中心对齐，这将显示在屏幕中间。B. 触诊髂嵴的上缘，确保探头放置在正确的腰椎棘突上

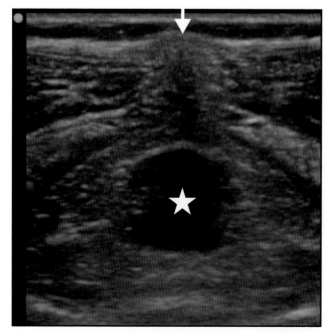

▲ 图 9-15　屏幕中上方中显示婴儿棘突（箭）横切面

棘突表示患者的中线，椎管（星号）在远场表现为一个圆形的无回声

四、气管插管

【适应证】

- 确定合适的气管插管位置。

【探头选择】

- 高频线阵探头。

【扫描技术】

- 患者颈部略微伸展，线阵探头横置（指示器朝向患者右侧）于颈部中间，从胸骨上切迹开始向头侧扫描。
- 气管呈低回声结构，伴明亮的线样强回声，代表气管内的空气。
- 食管在气管的解剖面左后方呈塌陷的椭圆形结构。

【注意事项】

- 如果气管插管在食道内，可见"双气管"征，撑开的食道与气管类似。
- 如果气管插管在气管内，超声图像无变化。

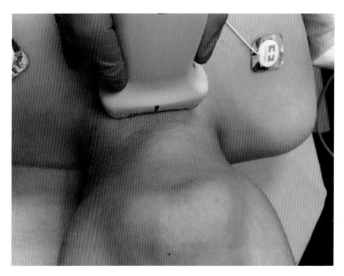

▲ 图 9–16　超声探头横向置于颈部

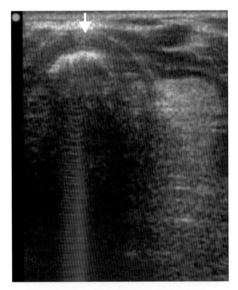

▲ 图 9–17　气管插管后超声检查

气管插管位于气管内，食管位于屏幕右侧，与气管相邻，呈中空状态

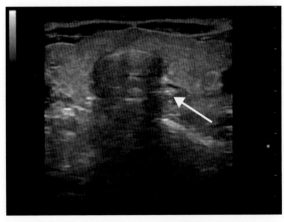

▲ 图 9–18　食管插管

屏幕右侧显示食管（箭），气管呈中空状态

五、外周静脉置管

【适应证】

- 外周血管穿刺困难的患者显露外周静脉。

【探头选择】

- 高频线阵探头。

【扫描技术】

- 患者仰卧，上臂外展，显露上臂腹侧，腋窝附近使用止血带。
- 放置超声仪器，使其正对病床位于视野正前方。
- 扫描前臂到肱骨近端之间的区域，寻找合适的目标静脉。
- 以直行的路线定位大的浅表静脉。
- 贵要静脉、肱静脉和头静脉是手臂部的常见静脉。
- 定位目标血管后，用非优势手握住超声探头，用优势手握住留置针。
- 将血管（首选短轴切面）置于屏幕中间，使血管位于探头正下方。
- 以探头中心为参考，针头以 30°～45° 插入，使针尖与探头正下方的静脉相交。
- 为使针和静脉保持在屏幕的中央，需要在针向前推进时使探头也向前进。

- 针应显示为一个强回声点，或显示针的间接迹象，如振铃伪像或静脉壁撑起。
- 一旦导管中有回血，将探头放在一边，继续推进留置针。

【注意事项】

- 虽然通过横切面方向进行外周静脉穿刺可能更容易，但通过矢状切面方向进行外周静脉穿刺的优点是可以直观显示针穿过整个静脉，缺点是在这个方向上看不到毗邻结构。
- 切记手臂上的静脉和动脉很容易被压扁。尽量避免任何压力。应使用彩色多普勒评估血管。
- 外周深静脉用 1.88 英寸的留置针。标准的留置针不够长。

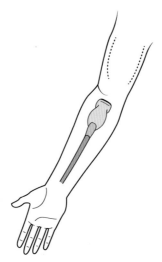

▲ 图 9-19　探头横向放置在肘前窝或穿刺部位的正上方

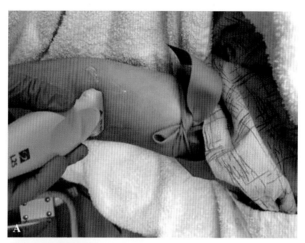

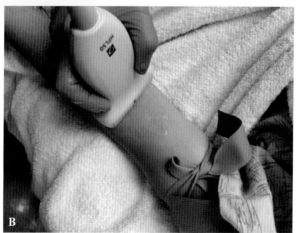

▲ 图 9-20　使用止血带显示静脉

探头横向置于臂上保持稳定

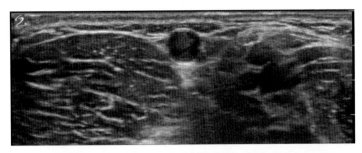

▲ 图 9-21　外周静脉横切面声像图，深度约 0.5cm

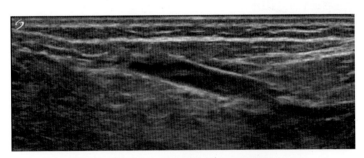

▲ 图 9-22　外周静脉纵切面声像图

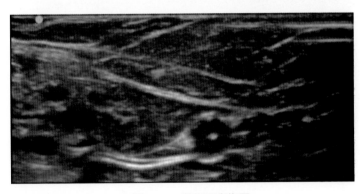

▲ 图 9-23　横切面声像图
确定针（圆形低回声内的高回声点）位于静脉内

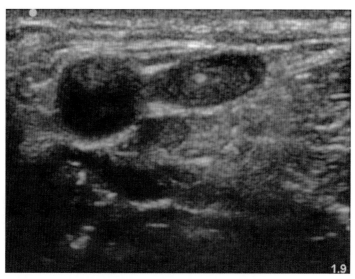

▲ 图 9-24　超声引导确定外周静脉

声像图显示动脉和毗邻静脉（卵圆形、稍受压）位置，静脉内有留置针

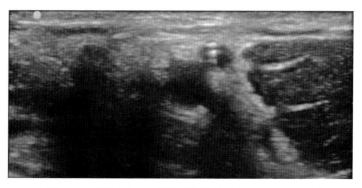

▲ 图 9-25　横切面可见针位于外周静脉内，以及环形伪像

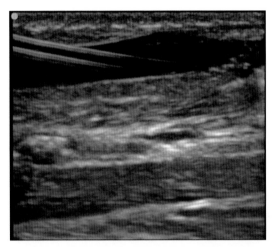

▲ 图 9–26　外周静脉置管后的矢状切面声像图

六、上肢神经阻滞

【适应证】

- 缓解疼痛，以及为手部手术提供麻醉。

【探头选择】

- 高频线阵探头（小的或较大的探头）。

【扫描技术】

1. 桡神经阻滞

- 探头横向置于手腕桡侧折痕处，识别桡动脉（搏动的无回声血管）。

- 确保桡神经位于动脉的桡侧或外侧，为细小的蜂窝状高回声结构。
- 追踪桡神经至前臂中部，此位置起桡神经将远离动脉。
- 消毒皮肤，使用透明耦合剂或无菌探头套和无菌润滑剂。
- 采用平面内技术将针头（25G 即可）向神经推进，并在神经周围注射 3～5ml 局麻药，使之向神经周围扩散。

2. 尺神经阻滞

- 将探头横向放置在手腕尺侧的折痕处，识别尺动脉（搏动的无回声血管）。
- 确认尺神经，表现为小的、高回声、蜂窝状结构，在尺侧或动脉内侧。
- 沿尺神经至前臂中部，尺神经开始远离动脉。
- 消毒皮肤，使用透明耦合剂或无菌探头套和无菌润滑剂。
- 采用平面内技术将针向神经推进，并在神经周围注射 3～5ml 的局麻药，以达到向周围扩散的目的。
- 弯曲肘部，手腕外旋，以便超声探头最佳定位。

3. 正中神经阻滞

- 探头横向置于前臂掌侧中部，正中神经为高回声的蜂窝状结构，夹在指深屈肌和指浅屈肌的肌腹之间。
- 消毒皮肤，使用透明耦合剂或无菌探头套和无菌润滑剂。
- 采用平面内技术将针向神经推进，并在神经周围注射

3～5ml 的局麻药，以达到向周围扩散的目的。

- 正中神经最常见于前臂中部，并单独存在。

【注意事项】

- 桡神经分支位于腕关节水平，因此建议在前臂水平、桡骨茎突下方或桡骨茎突处进行阻滞。
- 桡神经沿动脉桡侧或外侧走行。
- 正中神经在前臂中部观察最佳，因此处较大，单独存在。
- 正中神经易误认为腕部水平的肌腱，因此将探头移近以确定神经位置。
- 尺神经沿动脉尺侧（内侧）走行。
- 神经存在各向异性伪像，根据探头在皮肤上的角度不同，神经的颜色会变暗或变浅。

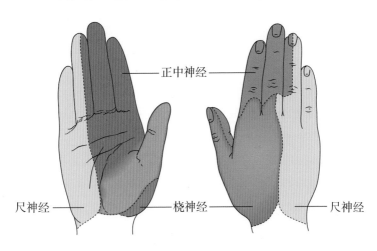

正中神经

尺神经　　桡神经　　尺神经

▲ 图 9-27　手的神经分布

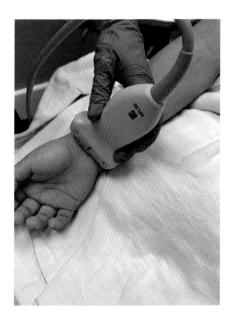

◀ 图 9-28　桡神经

探头横向置于腕部正中稍外侧，以观察位于桡动脉外侧的桡神经。由于桡神经在腕部水平为终末支，因此腕部茎突、前臂或肘部水平为阻滞首选部位

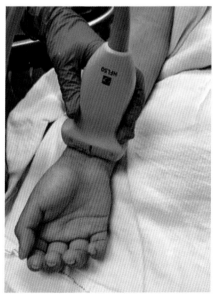

◀ 图 9-29　正中神经

探头横向置于前臂中央。由于手腕折痕处的肌腱易被误认为神经，沿着前臂掌侧由近及远移动探头，以确认正中神经

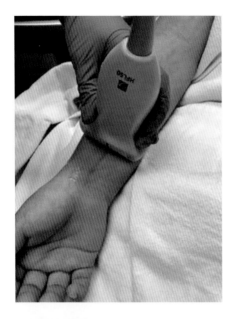

◀ 图 9–30　正中神经

探头靠近前臂中央移动，以提高正中神经的显示

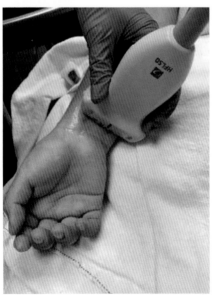

◀ 图 9–31　尺神经

探头横向置于中线内侧。尺神经从前臂中部到腕部沿尺动脉内侧走行

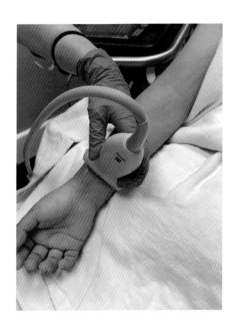

◀ **图 9-32　各向异性**

探头倾斜会导致神经比周围环境更暗或更亮

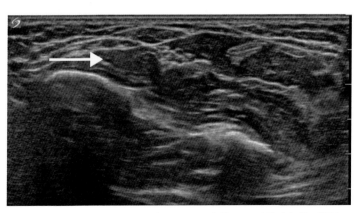

▲ **图 9-33　前臂中央正中神经横切面声像图（屏幕中间的近场）**

正中神经呈蜂巢状高回声，在前臂中部显示最清晰（箭）

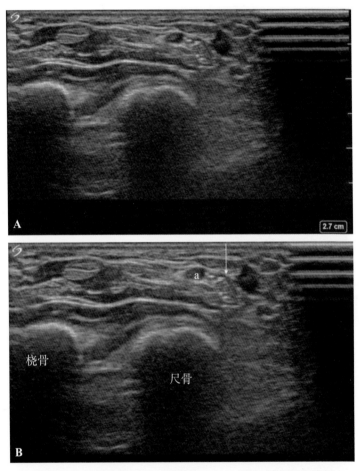

▲ 图 9-34　尺动脉（A）和尺神经（B）（箭）横切面声像图
a. 桡动脉

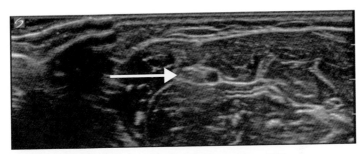

▲ 图 9-35　尺动脉和邻近的尺神经（箭）

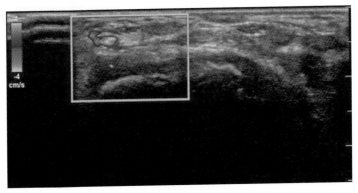

▲ 图 9-36　桡动脉

彩色多普勒扫查动脉以定位

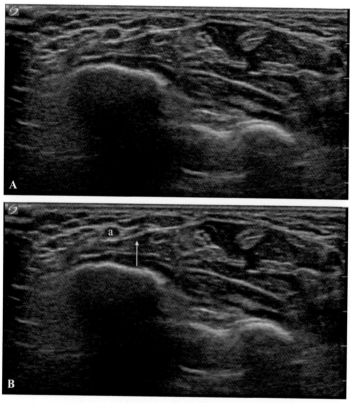

▲ 图 9-37 桡动脉（a）和桡神经（箭）声像图
腕部桡神经毗邻桡动脉，位于桡骨表面

七、中心静脉置管

【适应证】

- 提高血管及其周围结构的显示。
- 降低动脉和神经穿刺的风险，提高首次静脉置管的成功率。

【探头选择】

- 高频线阵探头。
- 无菌中心静脉导管托盘。
- 无菌探头套、无菌耦合剂、碘伏。

【扫描技术】

- 中心静脉置管可通过静态技术或动态技术进行。在静态技术中，术前超声显示静脉，但手术过程中无须使用超声。动态技术要求在整个手术过程中使用超声。
- 如使用动态技术中心静脉置管，应用非优势手操作超声探头，用优势手进行手术。
- 应注意动脉、静脉、神经和其他相关结构的位置，如导丝、肿块和解剖变异。
  1. **股静脉**
     - 了解腹股沟内外侧的解剖标志，即淋巴结、静脉、动脉、神经。
     - 触诊腹股沟动脉，超声探头直接放在腹股沟的皮肤上。

  - 向头侧移动探头，使动静脉相邻。当血管向远端走行时，动脉倾向于位于静脉后方走行。

2. 颈内静脉

  - 了解颈部的解剖标志，包括锁骨上方的胸锁乳突肌头部。这些头部的顶端形成一个三角形，当患者头部偏向另一侧时可以触诊到。

  - 颈内静脉位于胸锁乳突肌头部下方。触诊颈动脉和三角尖部，超声探头直接置于三角尖部上方的皮肤上。

- 探头横向放置，使静脉位于屏幕中央。

- 将针位于探头远端几毫米处，以 45° 穿刺皮肤，直到屏幕上显示针尖。

- 当针尖向前移动时，将探头远离针尖几毫米，以保持针尖在视野范围内。

【注意事项】

- 颈内静脉置管时，患者取头低足高位可增加静脉的内径。

- 如果没有无菌超声耦合剂，可使用碘伏作为传导介质。

- 如果使用静态技术，在扩张前再次使用超声检查以确保导丝在正确的血管内。

- 手术开始前，放置超声机，使插管位置位于超声医生和屏幕之间。

- 在穿无菌衣之前，以无菌方式处理无菌探头套、耦合剂和患者。包括在线阵探头上涂上非无菌耦合剂，然后用无菌探头套置于其上。

- 请记住，探头的中间对应屏幕的中央。如针头从探头中央插入皮肤，将看到针头从屏幕中央进入。

- 在手术过程中使用推进技术，以保持针尖清晰可见。

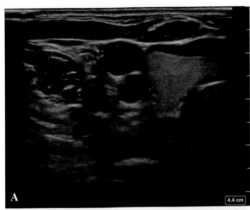

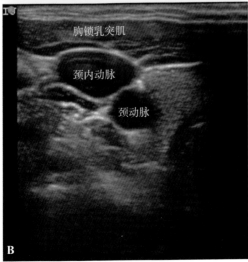

◀ 图 9-38 颈内静脉横切面（**A** 和 **B**）位于动脉前方，彩色多普勒证实（**C**）

颈内静脉距离皮肤深度约 1cm

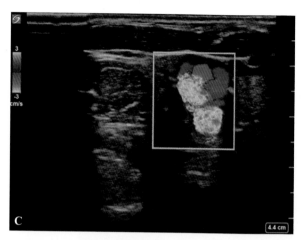

▲ 图 9-38（续）　颈内静脉横切面声像图（**A** 和 **B**）位于动脉前方，彩色多普勒证实（**C**）

颈内静脉距离皮肤深度约 1cm

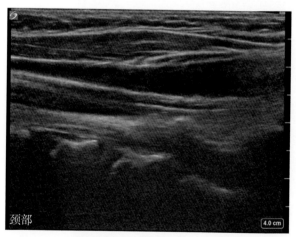

▲ 图 9-39　颈内动脉纵切面声像图（一端受压），局部视图显示颈动脉位于颈内静脉后方

针从屏幕左侧进入（探头指示器朝向患者头部）

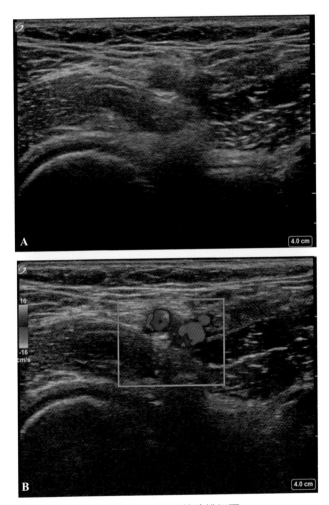

▲ 图 9-40　股动静脉横切面

A. 血管内超声灰阶图像；B. 血管彩色多普勒图像

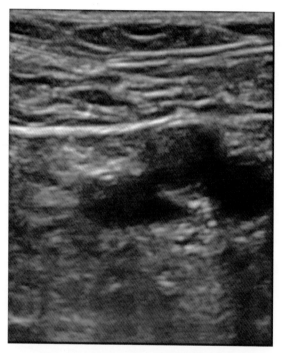

▲ 图 9-41　股动脉和静脉相邻的横切面声像图
应用彩色多普勒和加压有助于鉴别两支血管

第10章　神经系统：眼
Nervous System: Ocular

【适应证】

- 评估有颅内压升高、异物、视网膜脱离或玻璃体病变
  病史或检查的患者。

【探头选择】

- 高频线阵探头。

【扫描技术】

- 患者闭眼，将无菌、透明的黏性敷料轻敷于眼睛上。
- 黏性敷料上涂大量超声耦合剂。
- 探头标记置于颞部横切面和前额矢状面。
- 扫描手的拇指固定在患者的鼻梁上。
- 扫描两个平面。
  - 横切面：探头标记指向患者颞部，从上到下扇形扫
    查；检查时让患者眼球左右转动。
  - 矢状面：探头标记指向患者前额，从左到右扇形扫
    查；检查时让患者眼球从上到下转动。

【要点】

- 怀疑颅内压升高时，可测量视神经鞘直径。在视神经进入眼球后 0.3cm 处测量视神经的直径，直径 > 0.5cm 为异常。

- 视网膜脱离表现为一增粗的条索状高回声，连接在视神经后部，在动力学检查中会在玻璃体内移动。

- 玻璃体后脱落为细而松散的粘连线，在动力学检查中可在玻璃体内自由移动。

- "Mac-on" 视网膜脱离为急诊，需立即进行眼科评估。黄斑位于视神经外侧（颞侧）约 5mm 处。"Mac-on" 视网膜脱离指黄斑仍然附着在视网膜上，但仍能保持中心视力的视网膜脱离。超声显示颞侧的视网膜仍然附着在视神经上，并与黄斑远端分离。

- "Mac-off" 视网膜脱离指黄斑已脱落，而中心视力不能保留的视网膜脱离。超声显示，颞侧的视网膜在到达黄斑之前与视神经分离，所以它只被视神经束缚在眼睛后部。

- 动力学检查：当探头位于患者眼睑上，而患者眼球在运动时。

【注意事项】

- 评估玻璃体时应增加增益，以提高玻璃体内改变的显示。

- 评估视神经时应降低增益，以区分神经和周围软组织。

- 将手指 / 拇指放在患者的鼻梁和颧骨上，从而避免对眼睛施加压力。
- 如在错误的角度测量视神经直径可能会不准确。当捕捉到正确的切面时，尽一切努力测量神经。
- 请记住，黄斑位于眼睛的颞侧。确保探头始终处于探头标记指向颞部的位置，以便您可以准确地知道黄斑是否仍附着在有疑似视网膜脱离的部位。

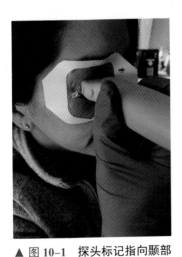

▲ 图 10-1　探头标记指向颞部时的横切面扫查

小拇指放在患者的鼻子上，以减少对患者脸部的压力

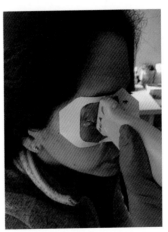

▲ 图 10-2　探头标记朝上的矢状面扫查

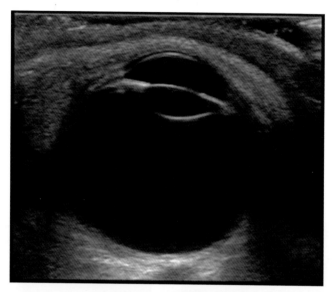

▲ 图 10-3　正常眼球声像图

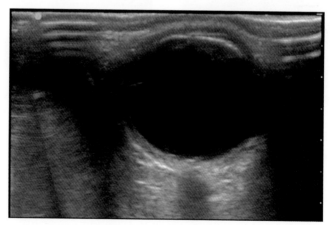

▲ 图 10-4　正常玻璃体声像图

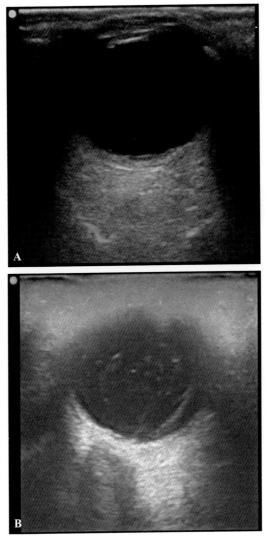

▲ 图 10-5　同一眼睛的眼球声像图
由于增益较低，玻璃体不能完全显示（A）；增益增加
的同一眼视图（B）显示玻璃体内容物存在（出血）

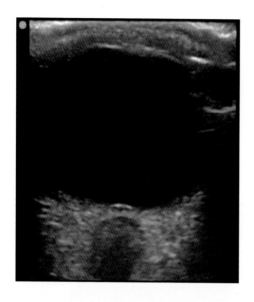

◀ 图 10-6 视神经
鞘表现为眼球后方的
柱状低回声区

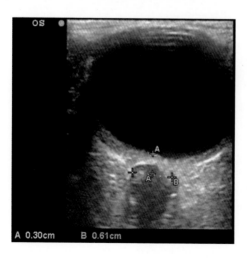

◀ 图 10-7 视神经
鞘测量

测量视网膜连接视神
经（A）远端 3mm 处，
测量鞘（B）的直径。
直径 > 5mm 视为异常

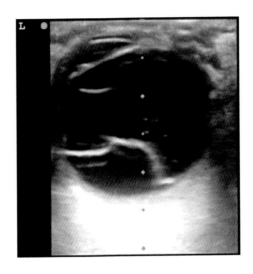

◀ 图 10-8　视网膜脱离

分离的视网膜为高回声带状结构，与视神经相连，并随着眼球的运动而移动

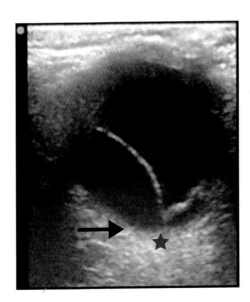

◀ 图 10-9　Mac-off 视网膜脱离

视神经（星号）；黄斑（箭）。视网膜完全脱离，只与视神经相连

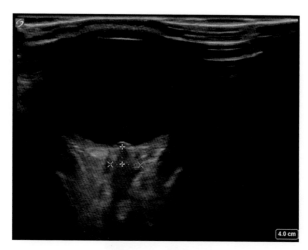

▲ 图 10-10　视盘水肿

注意视网膜上视盘的抬高

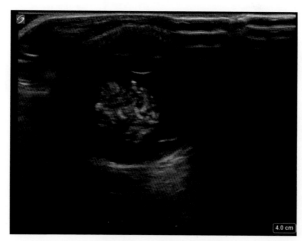

▲ 图 10-11　视网膜母细胞瘤

注意来自视网膜的肿块内高回声的钙化